Léonard MIDENDE
Prof Dr Alain Aime Ndedi
Dr Jean Isaac BIZIMANA

Análise das iniciativas de saúde e do desempenho hospitalar no Burundi

Léonard MIDENDE
Prof Dr Alain Aime Ndedi
Dr Jean Isaac BIZIMANA

Análise das iniciativas de saúde e do desempenho hospitalar no Burundi

ScienciaScripts

Imprint

Any brand names and product names mentioned in this book are subject to trademark, brand or patent protection and are trademarks or registered trademarks of their respective holders. The use of brand names, product names, common names, trade names, product descriptions etc. even without a particular marking in this work is in no way to be construed to mean that such names may be regarded as unrestricted in respect of trademark and brand protection legislation and could thus be used by anyone.

Cover image: www.ingimage.com

This book is a translation from the original published under ISBN 978-620-4-97878-9.

Publisher:
Sciencia Scripts
is a trademark of
Dodo Books Indian Ocean Ltd. and OmniScriptum S.R.L publishing group

120 High Road, East Finchley, London, N2 9ED, United Kingdom
Str. Armeneasca 28/1, office 1, Chisinau MD-2012, Republic of Moldova, Europe
Printed at: see last page
ISBN: 978-620-8-23658-8

A nossa investigação teve como objetivo realizar uma análise comparativa das iniciativas de saúde e dos seus efeitos no desempenho dos hospitais privados e públicos no Burundi, com especial destaque para a Clínica Van Norman (CVN), o Hospital Popular de Kamenge (HPK), o Hospital Prince Regent Charles (HPRC) e o Centro Hospitalar Universitário de Kamenge (CHUK).

Foram formuladas cinco questões de investigação: Quais são as repercussões das acções de saúde no desempenho da CVN e do CHUK em termos de qualidade e de eficácia? Que disparidades existem no acesso aos cuidados entre a CVN e os hospitais públicos (HPRC e CHUK)? Como é que as despesas de saúde pública afectam o desempenho dos HPRC e dos CHUK? Quais as melhores práticas que podem ser identificadas na CVN e no CHUK e como podem ser adaptadas em todos os sectores? Por último, em que medida as iniciativas de saúde promovem a equidade dos cuidados na CVN em comparação com os HPRC e os CHUK?

Tendo em conta as exigências do nosso tema, optámos por métodos qualitativos e quantitativos, dando especial ênfase ao sistema de codificação dos dados qualitativos para garantir resultados fiáveis.

Utilizando a técnica de amostragem proposta por Alain Bouchard, realizámos um inquérito a 1638 trabalhadores, distribuídos da seguinte forma: 730 empregados na CHUK, 368 na HPRC, 360 na CVN e 180 na HPK.

A amostra inclui 41 funcionários do Centro Hospitalar Universitário de Kamenge (CHUK), 20 do Hospital Prince Regent Charles (HPRC), 20 da Clínica Van Norman (CVN) e 10 do Hospital Popular de Kamenge (HPK), totalizando 91 participantes.

Léonard Midende, nascido em 1978 na colina de Sagara, comuna de Isare, província de Bujumbura, professor na Universidade Hope Africa desde 2022 e atualmente doutorando na Universidade do Burundi.

MIDENDE Léonard

Prof. Dr. Alain Aime Ndedi

Dr. Jean Isaac BIZIMANA

ANÁLISE DAS INICIATIVAS NO DOMÍNIO DA SAÚDE E DO DESEMPENHO DOS HOSPITAIS NO BURUNDI

Índice

RESUMO

Este artigo explora o impacto das iniciativas no domínio da saúde sobre o desempenho dos hospitais públicos e privados no Burundi, centrando-se em quatro instituições: Van Norman Clinic (CVN) e Kamenge Popular Hospital (HPK) no sector privado, e Prince Regent Charles Hospital (HPRC) e Kamenge University Hospital (CHUK) no sector público.

O principal objetivo é comparar o desempenho destes hospitais, avaliando as iniciativas de saúde que implementaram e os seus efeitos na qualidade dos cuidados, na eficiência dos serviços e na satisfação dos doentes.

O estudo visa 1 638 trabalhadores: 730 na CHUK, 368 na HPRC, 360 na CVN e 180 na HPK. A amostra inclui 91 participantes: 41 da CHUK, 20 da HPRC, 20 da CVN e 10 da HPK.

Os resultados indicam que as instituições privadas superam as públicas na qualidade dos cuidados e na satisfação dos doentes, com taxas de satisfação dos doentes privados 20% superiores. Este facto está associado à sua flexibilidade de gestão, com 75% dos inquiridos a classificarem os cuidados privados como excelentes.

Em contrapartida, instituições públicas como o CHUK enfrentam desafios devido a questões orçamentais e administrativas, o que resulta numa satisfação dos doentes 15% inferior à das instituições privadas. Apenas 50% dos doentes dos hospitais públicos consideram que os cuidados são adequados, contra 80% nos privados.

O estudo conclui que, embora as iniciativas no domínio da saúde tenham um impacto significativo no desempenho, os resultados variam consoante os sectores. As reformas da gestão pública e o reforço da colaboração poderiam melhorar o sistema de saúde em geral.

Nome: Léonard

Nome próprio: MIDENDE

País de origem: Burundi

Cidade: Bujumbura

Estudante: Escola de Doutoramento da Universidade do Burundi

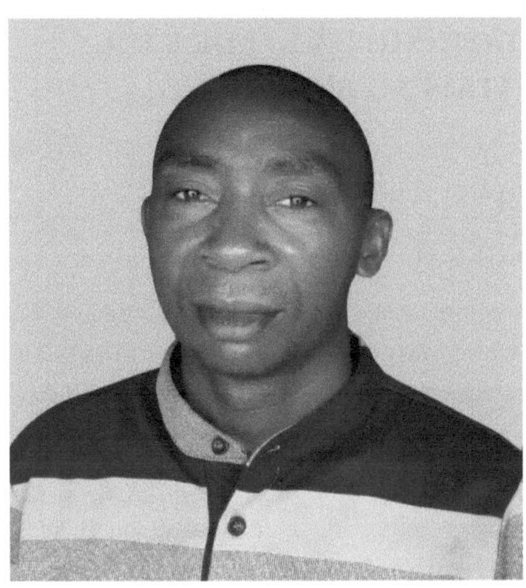

Casado

Palavras-chave: Iniciativas de saúde, desempenho hospitalar, sector público, sector privado.

lmidende96@gmail.com

Bujumbura

Burundi

Ano de nascimento: 1978

Telefone: +25769544055

ANÁLISE DAS INICIATIVAS NO DOMÍNIO DA SAÚDE E DO DESEMPENHO DOS HOSPITAIS NO BURUNDI

CAPÍTULO 1

INTRODUÇÃO GERAL

O desempenho das instituições hospitalares representa um indicador fundamental da qualidade dos cuidados de saúde à escala mundial. De acordo com Arah, Klazinga e al. (2023), mais de 10% das despesas globais de saúde são afectadas à melhoria das infra-estruturas e dos serviços hospitalares, o que ilustra a importância atribuída ao reforço da eficiência dos hospitais, tanto públicos como privados.

Estas iniciativas visam satisfazer a procura crescente de cuidados de qualidade, salientando simultaneamente a necessidade de os governos e os agentes privados se empenharem em reformas estruturais para otimizar o desempenho dos hospitais à escala global e local (Berg, Meijerink e al. 2021).

Em África, o quadro é muito contrastante. O continente está a assistir a uma dinâmica de modernização dos seus sistemas de saúde, durante a qual as despesas com cuidados de saúde aumentaram 5,8% anualmente desde 2015 (Bloom, and al. 2019).

No entanto, este progresso é manchado por um subfinanciamento persistente, bem como por uma falta de recursos humanos qualificados, dificultando assim a eficiência das instituições hospitalares, uma constatação sublinhada pelo Ministério da Saúde e dos Cuidados de Longa Duração do Ontário (2022), que revela que apenas 30% dos hospitais privados africanos cumprem as normas de desempenho reconhecidas internacionalmente.

A nível regional, os países da África Oriental estão a procurar ativamente melhorar a qualidade dos cuidados de saúde. O Quénia, por exemplo, investiu quase 2,5 mil milhões de USD na modernização dos seus hospitais públicos desde 2016, conseguindo um aumento de 15% na satisfação dos doentes (Boachie, and al. 2023).

Do mesmo modo, na Tanzânia, a privatização parcial dos serviços hospitalares levou a um aumento de 20% da produtividade nas instalações privadas (Casasnovas e al. 2022). No entanto, estes progressos estão longe de ser uniformes, com disparidades acentuadas de desempenho na região.

A República do Burundi, em particular, enfrenta desafios significativos no que respeita ao desempenho dos hospitais. A parte do orçamento nacional atribuída à saúde, que representa apenas cerca de 6,8% (Eggoh, 2020), agrava um estado de disfunção crónica nos hospitais públicos. Em contrapartida, embora os estabelecimentos privados, como a Clínica Van Norman (CVN) e o Hospital Popular de Kamenge (HPK), estejam frequentemente mais bem equipados, têm dificuldade em compensar as deficiências do sector público.

Por exemplo, o CVN e o HPK apresentam uma melhor eficiência operacional com uma taxa de satisfação dos doentes de 82%, enquanto o Prince Regent Charles Hospital (HPRC) e o Kamenge University Hospital (CHUK) apenas atingem 68% (Greenberg, 2021).

A análise comparativa do desempenho dos hospitais públicos e privados no Burundi põe em evidência a importância crucial das iniciativas no domínio da saúde para melhorar os indicadores de desempenho. Neste contexto, reformas como a melhoria da governação e da gestão dos recursos humanos nos hospitais públicos produziram resultados encorajadores.

De facto, um estudo realizado pelo Ministério da Saúde do Burundi revelou um aumento de 12% na eficiência dos hospitais públicos desde 2019, na sequência da implementação de práticas de gestão modernas (Ministério da Saúde do Burundi, 2023).

No entanto, a comparação do desempenho entre os sectores público e privado revela divergências notáveis. Os hospitais privados, como o CVN e o HPK, beneficiam de flexibilidade na gestão dos seus recursos, ao passo que os hospitais públicos têm de navegar por regulamentos rígidos, muitas vezes exacerbados por um subfinanciamento crónico.

Consequentemente, a qualidade dos cuidados e a produtividade tendem a ser mais elevadas no sector privado. De acordo com a OMS, cerca de 60% dos doentes do Burundi declaram preferir os hospitais privados devido à perceção da qualidade dos cuidados (Jakovljevic, 2023).

As disparidades no desempenho dos hospitais também criam desafios em termos de acesso aos cuidados de saúde. Os hospitais privados tendem a concentrar-se numa clientela mais rica, enquanto os hospitais públicos continuam a ser o principal recurso de cuidados de saúde para a maioria dos burundianos. Esta dicotomia põe em evidência questões de equidade no acesso aos serviços de saúde, um critério fundamental para avaliar o desempenho das instituições hospitalares.

Esta análise comparativa das iniciativas no domínio da saúde e do desempenho das instituições hospitalares, tanto públicas como privadas, no Burundi revela a necessidade de esforços concertados para colmatar as lacunas existentes. Embora os hospitais privados tenham geralmente um melhor desempenho, as reformas no sector público são cruciais para garantir um acesso equitativo a cuidados de qualidade para todos os burundianos.

Declaração do problema

O sistema de saúde do Burundi caracteriza-se por uma profunda dicotomia entre instituições públicas e privadas, fenómeno que se reflecte em disparidades de desempenho e de acesso aos cuidados (Arah et al., 2023).

Os hospitais privados, como a Van Norman Clinic (CVN), servem normalmente uma clientela mais abastada, enquanto os hospitais públicos, como o Prince Regent Charles Hospital (HPRC) e o Kamenge University Teaching Hospital (CHUK), são os principais prestadores de cuidados de saúde para a maioria dos burundineses. Esta divergência levanta questões críticas sobre a equidade do acesso aos cuidados de saúde, um critério fundamental para avaliar o desempenho das instituições de saúde (Arah et al., 2023).

As iniciativas no domínio da saúde, quer sejam públicas ou privadas, desempenham um papel fundamental na melhoria do desempenho dos hospitais. Estas iniciativas podem influenciar diretamente a qualidade dos cuidados de saúde, a segurança dos doentes e a eficiência da prestação de serviços (Berg et al., 2021). Uma análise comparativa do desempenho das instituições públicas e privadas no Burundi é essencial para compreender de que forma estas iniciativas afectam os resultados em matéria de saúde e o acesso aos cuidados.

As desigualdades no acesso aos cuidados de saúde no Burundi são agravadas pelas disparidades entre os sectores público e privado. As instituições privadas, frequentemente mais bem equipadas e oferecendo serviços mais rápidos, continuam a ser financeiramente inacessíveis a uma parte significativa da população (Boachie & Ramu, 2023). Por outro lado, as instituições públicas enfrentam desafios como a escassez de recursos e a limitação das infra-estruturas, o que pode comprometer a sua capacidade de prestar cuidados de elevada qualidade.

A despesa pública com a saúde desempenha um papel crucial no desempenho dos hospitais públicos. A distribuição equitativa dos recursos é essencial para garantir que as instituições públicas possam satisfazer eficazmente as necessidades da população (Bloom, Canning, & Sevilla, 2019). A afetação e a utilização destas despesas podem influenciar as disparidades de desempenho entre os hospitais públicos e privados.

A avaliação do desempenho dos hospitais exige uma comparação de indicadores como a segurança dos doentes e a eficiência clínica (Berg et al., 2021). Esta análise pode revelar os pontos fortes e fracos das instituições públicas e privadas e identificar as melhores práticas que podem ser partilhadas entre sectores.

As disparidades económicas têm um impacto direto no desempenho dos hospitais. Os hospitais privados, que frequentemente atraem uma clientela mais rica, podem investir mais em infra-estruturas e tecnologias médicas (Casasnovas et al., 2022). Em contrapartida, os hospitais públicos, condicionados por recursos limitados, podem ter dificuldade em prestar cuidados de qualidade equivalente.

A equidade nos cuidados de saúde é um aspeto crítico a considerar na análise comparativa. As iniciativas destinadas a melhorar a qualidade dos cuidados de saúde devem atender às necessidades de todos os segmentos da população, incluindo aqueles com acesso limitado aos serviços (Arah et al., 2023). Avaliar a forma como cada tipo de instituição responde a estas necessidades é vital para compreender as disparidades nos resultados de saúde.

A acessibilidade financeira é uma grande preocupação tanto para as instituições privadas como para as públicas. Embora os hospitais privados possam oferecer serviços de alta qualidade, estes são muitas vezes proibitivamente caros para os doentes com baixos rendimentos. Os hospitais públicos, embora mais acessíveis, podem ser afectados por problemas de subfinanciamento e de gestão (Boachie & Ramu, 2023).

As políticas de saúde desempenham um papel crucial na gestão das disparidades entre hospitais públicos e privados. Políticas eficazes podem ajudar a equilibrar os recursos e garantir que todas as instituições tenham os meios para prestar cuidados de qualidade (Bloom, Canning,

& Sevilla, 2019). A análise das políticas existentes pode identificar as áreas que necessitam de ser melhoradas.

As estratégias de melhoria do desempenho diferem entre instituições públicas e privadas. Os hospitais privados podem ter mais flexibilidade para adotar inovações e melhorar a qualidade dos cuidados, ao passo que os hospitais públicos podem estar condicionados por limitações burocráticas e orçamentais (Berg et al., 2021). A comparação destas estratégias pode determinar quais as práticas que podem ser adaptadas para melhorar o desempenho em cada sector.

A avaliação dos resultados no domínio da saúde é essencial para compreender o impacto das iniciativas de saúde no desempenho dos hospitais. Indicadores como as taxas de mortalidade e morbilidade podem fornecer informações sobre a eficácia dos cuidados e serviços prestados (Casasnovas et al., 2022).

Uma análise comparativa dos resultados entre instituições públicas e privadas oferece uma visão global das disparidades de desempenho.

As iniciativas no domínio da saúde podem influenciar a eficiência clínica, melhorando os processos de prestação de cuidados e os resultados para os doentes. A comparação da implementação destas iniciativas em hospitais públicos e privados permite avaliar o seu impacto na qualidade dos cuidados e na satisfação dos doentes (Arah et al., 2023).

As disparidades entre hospitais públicos e privados têm consequências significativas para os doentes. Os que frequentam instituições públicas podem ter de enfrentar tempos de espera mais longos e uma qualidade de cuidados desigual, enquanto os que frequentam hospitais privados podem beneficiar de cuidados superiores, mas a um custo mais elevado (Boachie & Ramu, 2023). Compreender estas consequências é crucial para combater as desigualdades nos cuidados de saúde.

Com base numa análise comparativa, é importante formular recomendações para melhorar a equidade nos cuidados de saúde. Estas podem incluir propostas para uma melhor afetação de recursos, políticas de apoio aos hospitais públicos e mecanismos para melhorar a acessibilidade financeira aos cuidados privados (Casasnovas et al., 2022).

O problema da análise do desempenho dos hospitais públicos e privados no Burundi põe em evidência questões complexas relacionadas com a equidade e a eficiência dos cuidados de saúde. Ao integrar os resultados desta análise, podem ser desenvolvidas estratégias para melhorar o acesso aos cuidados e reduzir as disparidades no domínio da saúde, promovendo, em última análise, um melhor desempenho global das instituições de saúde.

Questões de investigação

O nosso estudo inclui uma questão principal:

Como é que as iniciativas de saúde afectam o desempenho dos hospitais privados e públicos no Burundi, particularmente no contexto da Clínica Van Norman (CVN), do Hospital Popular de

Kamenge (HPK), do Hospital Prince Regent Charles (HPRC) e do Centro Hospitalar Universitário de Kamenge (CHUK)?

<h3 style="text-align:center">Sub-perguntas</h3>

➢ Como é que as iniciativas no domínio da saúde afectam o desempenho da CVN e da CHUK em termos de qualidade e eficiência?

➢ Quais são as diferenças no acesso aos cuidados de saúde entre a CVN e os hospitais públicos (HPRC e CHUK)?

➢ Como é que as despesas de saúde pública afectam o desempenho do HPRC e do CHUK?

➢ Que boas práticas podem ser identificadas na CVN e na CHUK e como podem ser adaptadas em todos os sectores?

➢ Em que medida é que as iniciativas de saúde melhoram a equidade nos cuidados de saúde na CVN em comparação com os HPRC e o CHUK?

<h3 style="text-align:center">Hipóteses</h3>

H1: As iniciativas de saúde da CVN resultam em resultados de desempenho mais elevados do que as do HPRC e do CHUK devido a melhores recursos e tecnologia.

H2: Existem diferenças significativas no acesso aos cuidados de saúde, com os hospitais privados, como o CVN, a prestarem serviços mais rápidos do que os hospitais públicos.

H3: O aumento das despesas com a saúde pública tem um impacto positivo no desempenho do HPRC e do CHUK, embora as limitações de financiamento afectem a eficácia geral.

H4: As estratégias bem sucedidas de melhoria do desempenho da CVN podem ser adaptadas para melhorar o desempenho dos hospitais públicos, apesar dos potenciais desafios de implementação.

H5: As iniciativas no domínio da saúde melhoram a qualidade dos cuidados de saúde nos hospitais privados e públicos, mas as melhorias variam consoante a demografia dos doentes e os recursos disponíveis.

<h3 style="text-align:center">Objetivo geral</h3>

Efetuar uma análise comparativa das iniciativas de saúde e dos seus efeitos no desempenho dos hospitais privados e públicos no Burundi, centrando-se especificamente na Clínica Van Norman (CVN), no Hospital Popular de Kamenge (HPK), no Hospital Prince Regent Charles (HPRC) e no Centro Hospitalar Universitário de Kamenge (CHUK).

<h3 style="text-align:center">Objectivos específicos</h3>

➢ Avaliar o impacto das iniciativas de saúde no desempenho da Clínica Van Norman (CVN) e do Centro Hospitalar Universitário de Kamenge (CHUK) em termos de qualidade dos cuidados e de eficiência operacional.

➢ Identificar e comparar as diferenças no acesso aos cuidados de saúde entre a Van Norman Clinic (CVN) e os hospitais públicos (Prince Regent Charles Hospital [HPRC] e Kamenge University Hospital Center [CHUK]), centrando-se em factores como a disponibilidade de serviços, os tempos de espera e o custo.

> Analisar os efeitos das despesas de saúde pública no desempenho do Hospital Prince Regent Charles (HPRC) e do Centro Hospitalar Universitário de Kamenge (CHUK) e avaliar a forma como essas despesas influenciam as operações hospitalares e a prestação de serviços.

> Identificar as melhores práticas de desempenho hospitalar da Van Norman Clinic (CVN) e do Kamenge University Hospital Center (CHUK) e explorar a forma como estas práticas podem ser adaptadas e implementadas em diferentes sectores hospitalares.

> Avaliar em que medida as iniciativas de saúde melhoram a equidade na prestação de cuidados de saúde na Van Norman Clinic (CVN) em comparação com o Prince Regent Charles Hospital (HPRC) e o Kamenge University Hospital Center (CHUK).

Importância do estudo

Este estudo fornece informações cruciais sobre as disparidades entre os hospitais públicos e privados no Burundi. Ao examinar a Clínica Van Norman (CVN) e o Centro Hospitalar Universitário de Kamenge (CHUK), juntamente com o Hospital Prince Regent Charles (HPRC) e o Hospital Popular de Kamenge (HPK), a investigação destaca as variações no acesso aos cuidados de saúde, na qualidade e na eficiência.

Este conhecimento é essencial para identificar as causas profundas das desigualdades nos cuidados de saúde e para as combater eficazmente.

A importância deste estudo reside na avaliação do impacto das diferentes iniciativas no domínio da saúde no desempenho dos hospitais. Ao avaliar os resultados destas iniciativas em instituições públicas e privadas, a investigação lança luz sobre quais as estratégias mais eficazes para melhorar a qualidade dos cuidados e a eficiência operacional.

Este conhecimento é valioso para os decisores políticos e administradores de cuidados de saúde que pretendem melhorar a prestação de cuidados de saúde em vários contextos.

Este estudo oferece informações importantes sobre a forma como os recursos são afectados e utilizados nos hospitais públicos e privados. Ao analisar os efeitos das despesas públicas de saúde em instituições como o HPRC e o CHUK, a investigação ajuda a compreender a eficiência e a eficácia da utilização dos recursos.

Esta informação é fundamental para otimizar o financiamento e garantir que as despesas com a saúde pública conduzam a melhorias tangíveis no desempenho dos hospitais.

Os resultados deste estudo têm implicações políticas significativas. Ao identificar as melhores práticas e as estratégias eficazes utilizadas pela CVN e pelo CHUK, a investigação fornece recomendações baseadas em provas para melhorar a gestão e o desempenho dos hospitais.

Os decisores políticos podem utilizar estes conhecimentos para elaborar políticas que promovam as melhores práticas e melhorem o sistema global de cuidados de saúde no Burundi.

A ênfase do estudo na equidade na prestação de cuidados de saúde é particularmente significativa. Ao comparar o impacto das iniciativas de saúde na equidade entre a CVN e hospitais públicos como o HPRC e o CHUK, a investigação aborda questões críticas relacionadas com a equidade e a acessibilidade.

Esta análise é essencial para o desenvolvimento de estratégias destinadas a garantir que todos os segmentos da população recebam cuidados de elevada qualidade e equitativos.

Ao identificar estratégias bem sucedidas de melhoria do desempenho de hospitais públicos e privados, este estudo contribui para o conjunto de conhecimentos sobre a gestão eficaz dos cuidados de saúde. A compreensão destas estratégias permite às instituições de saúde adotar e implementar práticas que podem conduzir a melhores resultados para os doentes e a operações mais eficientes.

O estudo serve de instrumento de avaliação comparativa para as instituições de saúde no Burundi. Ao comparar o desempenho da CVN com o HPRC e o CHUK, o estudo estabelece padrões para avaliar e melhorar o desempenho dos hospitais. Esta avaliação comparativa é crucial para a definição de objectivos realistas e para a medição do progresso na qualidade e eficiência dos cuidados de saúde.

Os resultados deste estudo podem contribuir para uma melhor gestão dos recursos nas instituições de saúde. Ao analisar o impacto de diferentes iniciativas e despesas de saúde, a investigação ajuda os administradores hospitalares a tomar decisões informadas sobre a afetação de recursos e o investimento. A gestão eficaz dos recursos é fundamental para melhorar o desempenho dos hospitais e os cuidados prestados aos doentes.

A importância deste estudo estende-se aos resultados para os doentes. Ao avaliar a forma como as iniciativas de saúde influenciam a qualidade e a eficiência dos cuidados, a investigação fornece informações valiosas sobre a melhoria das experiências dos doentes e dos resultados em matéria de saúde.

Este enfoque nos resultados é crucial para garantir que as intervenções nos cuidados de saúde conduzam a benefícios reais e mensuráveis para os doentes.

Por último, este estudo lança as bases para futuras investigações no domínio do desempenho e da equidade dos cuidados de saúde. A análise comparativa das iniciativas no domínio da saúde em hospitais públicos e privados constitui uma base para novas investigações sobre outros aspectos da prestação de cuidados de saúde, incluindo a satisfação dos doentes, os resultados a longo prazo e o impacto das políticas de saúde emergentes.

Esta investigação em curso é vital para melhorar continuamente o sistema de saúde no Burundi e não só.

Importância académica

O presente estudo contribui para o acervo de conhecimentos existente ao proporcionar uma compreensão matizada do impacto das iniciativas no domínio da saúde sobre o desempenho operacional das instituições hospitalares públicas e privadas no Burundi.

Ao utilizar um quadro de análise comparativa, procura preencher lacunas na literatura sobre o desempenho do sistema de saúde em contextos de baixo rendimento, particularmente no contexto da África Subsariana. Os resultados desta investigação podem servir de base a futuros estudos académicos e estimular uma investigação mais aprofundada sobre a eficácia das políticas e programas de saúde.

Significado social

Os resultados deste estudo estão preparados para melhorar o tecido social da sociedade do Burundi, ao iluminar as disparidades na prestação de cuidados de saúde entre instituições públicas e privadas.

A compreensão da forma como as iniciativas no domínio da saúde afectam o desempenho dos hospitais permitirá às partes interessadas defender um acesso equitativo a serviços de saúde de qualidade, conduzindo, em última análise, a melhores resultados em termos de saúde para as diversas populações.

Além disso, esta investigação procura promover a sensibilização da comunidade para o papel das iniciativas de cuidados de saúde nos cuidados aos doentes e na saúde pública.

Importância económica

De um ponto de vista económico, a otimização do desempenho dos hospitais é crucial para a sustentabilidade dos sistemas de saúde no Burundi. Este estudo fornecerá informações valiosas sobre a forma como as iniciativas de saúde podem melhorar ou prejudicar a viabilidade económica das unidades de saúde.

Ao identificar as melhores práticas e as áreas a melhorar, os resultados podem ajudar na afetação de recursos, melhorando assim a relação custo-eficácia e contribuindo, em última análise, para o desenvolvimento económico do sector dos cuidados de saúde.

Significado para os doentes

Para os doentes, esta investigação tem implicações significativas, uma vez que procura desvendar a correlação entre as iniciativas no domínio da saúde e a qualidade dos cuidados recebidos tanto nos hospitais privados como nos públicos.

Ao avaliar o impacto destas iniciativas no desempenho dos hospitais, o estudo pretende informar os doentes sobre a eficácia dos serviços prestados, facilitando assim escolhas informadas em matéria de cuidados de saúde. As conclusões podem conduzir a melhores experiências e resultados para os doentes, uma vez que os hospitais se adaptam com base nos dados recolhidos nesta análise.

Importância para os hospitais

Para as administrações hospitalares, esta análise comparativa serve de instrumento de diagnóstico para avaliar a eficácia das iniciativas sanitárias em curso e a sua influência no desempenho institucional.

As informações recolhidas permitirão aos hospitais compararem-se uns com os outros, aprenderem com as práticas bem sucedidas e implementarem estratégias baseadas em provas que melhorem a prestação de serviços e a eficiência operacional.

Em última análise, permitirá que as instituições públicas e privadas respondam melhor às necessidades dos seus pacientes e comunidades.

Importância para o Burundi

Este estudo tem um significado considerável para o contexto mais alargado do Burundi, uma vez que aborda a necessidade urgente de melhorar os sistemas de saúde no país. Ao examinar o desempenho das principais instituições hospitalares através da lente das iniciativas de saúde, os resultados podem orientar os decisores políticos na conceção e implementação de estratégias eficazes que melhorem a prestação de cuidados de saúde.

Ao fazê-lo, contribui para os objectivos globais de desenvolvimento do Burundi, promovendo o bem-estar e a equidade social, ao mesmo tempo que dá resposta aos desafios em matéria de cuidados de saúde enfrentados pela sua população.

Delimitação do estudo

Para qualquer investigação, o tema deve ser delimitado no tempo, no espaço e no domínio. A delimitação do trabalho torna-o mais focado e preciso (Gresuell, 2014).

Delimitação no terreno

Este estudo centra-se especificamente na análise comparativa das iniciativas de saúde e nas suas implicações para os resultados de desempenho das instituições hospitalares públicas e privadas no Burundi.

Delimita o seu âmbito de aplicação ao sector dos cuidados de saúde, investigando particularmente as métricas de desempenho operacional, a satisfação dos doentes e a eficácia das iniciativas estratégicas de saúde implementadas pelas duas entidades privadas selecionadas, a Van Norman Clinic (CVN) e o Kamenge Popular Hospital (HPK), bem como pelas instituições públicas Prince Regent Charles Hospital (HPRC) e Kamenge University Hospital Center (CHUK). Consequentemente, aspectos como as intervenções de saúde rural, os serviços de cuidados de saúde primários e as iniciativas gerais de bem-estar fora dos contextos hospitalares não serão abordados nesta investigação.

Delimitação no tempo

O quadro temporal deste estudo limita-se ao período de 2018 a 2023. Este período de tempo foi selecionado para analisar os recentes desenvolvimentos nas iniciativas de saúde e os seus efeitos diretos no desempenho hospitalar no contexto da evolução dos desafios e das políticas de saúde no Burundi. Embora as tendências longitudinais anteriores a 2018 possam oferecer um contexto valioso, este estudo abstém-se deliberadamente de alargar o seu âmbito para além deste período de tempo designado, a fim de manter uma análise centrada nas práticas contemporâneas e não nos dados históricos.

Delimitação no espaço

Geograficamente, o estudo restringe-se ao contexto específico das instituições hospitalares localizadas nos centros urbanos do Burundi, com destaque para os hospitais selecionados situados na capital, Bujumbura. Esta delimitação espacial permite uma análise simplificada das iniciativas de saúde numa área concentrada conhecida pela sua oferta variada de cuidados de saúde públicos e privados.

Como tal, o estudo exclui intencionalmente uma análise comparativa das instituições hospitalares rurais e das instalações de cuidados de saúde localizadas noutras regiões do Burundi, que podem ter dinâmicas socioeconómicas e desafios de prestação de cuidados de saúde significativamente diferentes.

Limitações do estudo

Limitar um objeto de investigação implica não só determinar o que se pretende estudar, mas também excluir um certo número de questões encontradas durante o processo de investigação (Quellet, 1987, p. 8). Por conseguinte, pode afirmar-se que as limitações se referem aos obstáculos e às vulnerabilidades inerentes ao projeto de investigação. Na realização deste estudo, o autor procurou colaborar com hospitais públicos e privados, o que se revelou um desafio devido à falta de interação coesa e à dificuldade de estabelecer contacto com os mesmos.

Além disso, um número considerável destas instituições não se mostrou disponível para fornecer as informações necessárias sobre as suas realidades operacionais. Dadas as restrições financeiras e o prazo limitado à nossa disposição, juntamente com as dificuldades de acesso a dados essenciais por várias razões, não pretendemos efetuar um estudo exaustivo de todos os hospitais do Município de Bujumbura.

Organização do trabalho

O primeiro capítulo é constituído por uma introdução, seguida do problema de investigação, dos objectivos gerais e específicos, da questão de investigação, das hipóteses de trabalho, da importância do tema investigado, bem como da delimitação e das limitações do estudo, sem esquecer a definição dos termos-chave.

O segundo capítulo é dedicado a uma revisão da literatura teórica e empírica, durante a qual examinámos a análise comparativa das iniciativas de saúde e o seu impacto no desempenho das instituições hospitalares públicas e privadas no Burundi.

Este capítulo centra-se especificamente em entidades privadas como a Clínica Van Norman (CVN) e o Hospital Popular de Kamenge (HPK), bem como em estabelecimentos públicos como o Hospital Prince Regent Charles (HPRC) e o Centro Hospitalar Universitário de Kamenge (CHUK).

O terceiro capítulo descreve a metodologia de investigação adoptada. O quarto capítulo é dedicado à análise e interpretação dos dados e à apresentação dos resultados. Por fim, o quinto capítulo conclui o trabalho, apresentando uma síntese das conclusões e recomendações pertinentes.

Definições de conceitos-chave

Análise comparativa

A análise comparativa é uma abordagem metodológica que facilita a avaliação e a comparação de várias entidades ou práticas para compreender as suas caraterísticas, desempenhos e impactos. No âmbito desta investigação, iremos analisar as iniciativas de saúde das instituições hospitalares públicas e privadas do Burundi para identificar os factores que influenciam a sua eficácia e desempenho (Kelley & Hurst, 2022).

Iniciativas de saúde

As iniciativas de saúde referem-se aos programas, políticas ou projectos implementados para melhorar a saúde da população. Podem incluir campanhas de vacinação, esforços de sensibilização para a saúde, melhorias nas infra-estruturas de saúde ou inovações tecnológicas destinadas a aumentar o acesso e a qualidade dos serviços de saúde (Ontario Ministry of Health and Long-Term Care, 2022).

Desempenho

O desempenho de uma instituição hospitalar refere-se à sua eficácia na realização dos seus objectivos, que podem incluir a qualidade dos cuidados prestados, a eficiência dos serviços, a satisfação dos doentes e a utilização racional dos recursos disponíveis. Os indicadores de desempenho podem ser quantitativos (como o número de doentes tratados) ou qualitativos (satisfação dos doentes, qualidade dos cuidados) (Plochg et al., 2023).

Instituições hospitalares

As instituições hospitalares englobam os estabelecimentos de saúde que prestam serviços médicos, incluindo hospitais, clínicas e outras estruturas de prestação de cuidados. Nesta investigação, centrar-nos-emos nas instituições privadas e públicas, cada uma com os seus próprios modelos de gestão, financiamento e prestação de cuidados (Ray & Linden, 2020).

Setor público

O sector público designa a parte da economia que é controlada ou financiada pelo governo. No domínio da saúde, este sector inclui os hospitais e as instalações de cuidados de saúde geridos pelo Estado, que normalmente tem por objetivo prestar serviços de saúde acessíveis a toda a população (Ten Asbroek et al., 2021).

Setor privado

O sector privado refere-se a empresas e instituições que operam independentemente do controlo direto do Estado e funcionam segundo um modelo comercial. Os hospitais privados podem prestar serviços de saúde com uma intenção de rentabilidade e podem possuir quadros estruturais, práticas e níveis de qualidade dos cuidados que diferem dos das instituições públicas (Veillard, 2023).

REVISÃO DA LITERATURA

A melhoria do desempenho das instituições hospitalares, tanto públicas como privadas, é de importância crucial na procura de um sistema de saúde eficiente e equitativo. Esta questão é ainda mais premente em contextos como o do Burundi, onde uma história de conflito e desafios socioeconómicos endémicos dificultam a criação de um sistema de saúde sólido.

A necessidade de uma análise comparativa das acções de saúde neste contexto permite compreender a dinâmica do desempenho dos hospitais, ao mesmo tempo que coloca a questão da qualidade e da acessibilidade dos cuidados à população.

Compreender o desempenho hospitalar através da afetação de recursos

Berg, Meijerink e colegas (2021) salientam que o desempenho dos hospitais não pode ser totalmente compreendido sem uma análise aprofundada dos mecanismos através dos quais os recursos são atribuídos e geridos nos sectores público e privado.

Esta perspetiva é essencial porque a eficácia, a qualidade dos cuidados e a satisfação dos doentes, três dimensões críticas do desempenho hospitalar, são diretamente influenciadas por estes mecanismos de afetação de recursos.

Estes mecanismos envolvem processos complexos de gestão financeira, governação e organização de serviços, que têm um impacto significativo na forma como os hospitais prestam cuidados e obtêm resultados.

O papel da afetação de recursos

A afetação de recursos é fundamental para moldar o desempenho dos hospitais, uma vez que tem um impacto direto tanto na eficiência como na qualidade dos cuidados de saúde. Kelley e Hurst (2022) salientam que um quadro bem definido para avaliar os indicadores de qualidade dos cuidados de saúde é essencial para compreender a relação entre a afetação de recursos e o desempenho hospitalar.

A sua investigação sublinha que não é apenas a quantidade de recursos que importa, mas também a forma como esses recursos são geridos e utilizados que determina a eficácia da prestação de cuidados de saúde.

Os recursos financeiros, o capital humano e os activos tecnológicos são elementos cruciais que influenciam o desempenho dos hospitais. Uma gestão eficiente dos recursos financeiros garante que os hospitais podem investir nas infra-estruturas e serviços necessários sem desperdícios.

Do mesmo modo, a utilização eficaz do capital humano através de pessoal, formação e gestão adequados desempenha um papel significativo na manutenção de elevados padrões de cuidados aos doentes e de eficiência operacional. Os activos tecnológicos, quando utilizados de forma adequada, melhoram as capacidades de diagnóstico, as opções de tratamento e a prestação global de serviços, contribuindo para melhorar o desempenho dos hospitais.

Neste contexto, a interação entre estes recursos e a sua gestão torna-se crítica. A capacidade de um hospital para equilibrar e otimizar os recursos financeiros, humanos e tecnológicos pode melhorar significativamente os resultados do seu desempenho.

Por conseguinte, a compreensão e a aplicação de práticas eficazes de gestão de recursos são essenciais para alcançar níveis elevados de eficiência e qualidade dos cuidados de saúde, tal como referido por Kelley e Hurst (2022).

Eficiência em hospitais públicos vs. hospitais privados

A eficiência dos hospitais está intrinsecamente ligada à eficácia com que os recursos são geridos. O Ontario Ministry of Health and Long-Term Care (2022) fornece uma ilustração prática deste conceito através do seu Local Health System Scorecard.

Este scorecard avalia várias métricas de eficiência em diferentes sistemas de saúde, esclarecendo até que ponto os hospitais utilizam os seus recursos. Salienta que alcançar uma elevada eficiência envolve mais do que simplesmente aumentar a entrada de recursos; requer também a otimização de processos e a minimização de desperdícios, que são cruciais para melhorar o desempenho global.

O Ontario scorecard enfatiza que a eficiência não se refere apenas à quantidade de recursos afectados, mas também à forma como esses recursos são utilizados. Por exemplo, os hospitais que conseguem racionalizar as suas operações, reduzir os procedimentos desnecessários e melhorar o fluxo de doentes tendem a obter melhores pontuações de eficiência.

Esta abordagem sublinha a importância da otimização dos processos para além da gestão dos recursos, demonstrando que os ganhos de eficiência são frequentemente o resultado de melhorias contínuas nas práticas operacionais.

Quando se comparam hospitais públicos e privados, surgem frequentemente diferenças significativas nos níveis de eficiência. Os hospitais privados, com as suas estruturas operacionais mais flexíveis e menos obstáculos burocráticos, apresentam frequentemente níveis de eficiência mais elevados.

A sua capacidade para se adaptarem rapidamente às mudanças, implementarem práticas inovadoras e tomarem decisões rápidas permite-lhes racionalizar os processos e reduzir o desperdício de forma mais eficaz do que os hospitais públicos, que podem estar limitados por procedimentos burocráticos rígidos e processos de decisão mais lentos (Plochg et al. 2023)

Em contrapartida, os hospitais públicos, apesar do seu papel fundamental na disponibilização de um amplo acesso aos cuidados de saúde, enfrentam frequentemente desafios relacionados com a eficiência. As restrições burocráticas, os recursos limitados e os requisitos administrativos complexos podem impedir a sua capacidade de otimizar as operações.

Consequentemente, os hospitais públicos podem ter dificuldade em atingir os mesmos níveis de eficiência que os seus congéneres privados. A resolução destes desafios e a adoção das melhores práticas de modelos mais eficientes podem ajudar os hospitais públicos a melhorar a sua eficiência operacional e a servir melhor as suas populações de doentes (Plochg et al. 2023)

Qualidade dos cuidados e gestão dos recursos

A qualidade dos cuidados é uma dimensão crucial que é profundamente influenciada pela forma como os recursos são afectados e geridos nos hospitais. De acordo com Plochg et al. (2023), os quadros de governação dos sistemas de saúde desempenham um papel significativo na determinação da qualidade dos cuidados.

Uma governação eficaz garante que os recursos são direcionados de forma a apoiar da melhor forma os cuidados prestados aos doentes, o que, por sua vez, pode conduzir a melhores resultados em termos de saúde. Estruturas de governação bem estabelecidas ajudam os hospitais a definir prioridades claras, a afetar os recursos de forma eficiente e a monitorizar o desempenho, o que é vital para manter elevados padrões de cuidados.

Os hospitais com quadros de governação sólidos estão mais bem posicionados para implementar iniciativas de melhoria da qualidade. Plochg et al. (2023) salientam que esses quadros permitem aos hospitais abordar sistematicamente questões relacionadas com a qualidade dos cuidados e a segurança dos doentes.

Isto é particularmente importante porque permite a avaliação e o aperfeiçoamento contínuos das práticas de cuidados, assegurando que os recursos são utilizados eficazmente para alcançar os melhores resultados possíveis para os doentes. Quer se trate de um ambiente público ou privado, uma governação sólida apoia o desenvolvimento e a manutenção de padrões de qualidade, tornando-se um fator-chave no desempenho global do hospital.

O impacto da governação na qualidade dos cuidados pode ser observado através de vários indicadores. Kelley e Hurst (2022) sublinham que a qualidade dos cuidados de saúde não diz respeito apenas à prestação direta de serviços médicos, mas também à forma como os sistemas de saúde são geridos e estruturados.

A governação eficaz, tal como discutida por Plochg et al. (2023), implica a implementação de políticas e práticas que garantam que os recursos são direcionados para a melhoria dos cuidados prestados aos doentes. Isto inclui investir na formação do pessoal, atualizar a tecnologia e melhorar os protocolos de cuidados aos doentes, o que contribui para uma maior qualidade dos cuidados.

Além disso, a qualidade dos cuidados prestados pelos hospitais pode ser significativamente influenciada pela sua capacidade de gerir eficazmente os recursos financeiros. O Ontario Ministry of Health and Long-Term Care (2022) refere que uma gestão financeira eficiente é essencial para manter elevados padrões de qualidade.

Os hospitais que afectam os recursos financeiros de forma sensata podem investir em tecnologias avançadas, manter elevados níveis de pessoal e melhorar as condições das instalações, sendo todos estes aspectos essenciais para a prestação de cuidados de elevada qualidade. Este facto realça a relação entre a gestão financeira, a governação e a qualidade dos cuidados.

Na comparação entre hospitais públicos e privados, as diferenças na governação e na atribuição de recursos afectam frequentemente a qualidade dos cuidados prestados. Os hospitais privados podem beneficiar de estruturas de governação mais flexíveis e de maiores recursos financeiros, o que lhes permite investir mais fortemente em iniciativas de melhoria da qualidade.

Por outro lado, os hospitais públicos, que normalmente funcionam sob restrições orçamentais mais rigorosas e supervisão burocrática, podem enfrentar desafios para manter níveis semelhantes de qualidade dos cuidados. Para resolver estas disparidades, é necessário concentrar-se na melhoria das práticas de governação e na otimização da utilização dos recursos, tanto no sector público como no privado, para garantir que todos os doentes recebam cuidados de elevada qualidade.

Satisfação dos doentes e utilização de recursos

A satisfação dos doentes é um indicador crítico do desempenho hospitalar, reflectindo não só a qualidade dos cuidados prestados, mas também a eficiência da utilização dos recursos. De acordo com Ten Asbroek et al. (2021), a satisfação dos doentes está intrinsecamente ligada à capacidade de resposta dos serviços de saúde e à experiência global do doente.

Esta ligação sublinha a importância tanto da qualidade dos cuidados prestados como da eficácia com que os recursos são geridos para satisfazer as necessidades dos doentes. Os hospitais que se destacam nestas áreas atingem normalmente níveis mais elevados de satisfação dos doentes, o que pode ser uma métrica valiosa para avaliar o desempenho.

Os hospitais privados atingem frequentemente índices mais elevados de satisfação dos pacientes devido à sua capacidade de oferecer cuidados personalizados e tempos de espera mais curtos. A flexibilidade inerente às operações dos hospitais privados permite-lhes adaptar os serviços mais de perto às necessidades e preferências individuais dos pacientes, resultando frequentemente numa experiência mais reactiva e centrada no paciente.

Ten Asbroek et al. (2021) sublinham que esta capacidade de investir em cuidados personalizados e de reduzir os períodos de espera pode aumentar significativamente a satisfação dos doentes, o que faz dela um ponto forte notável das instituições de saúde privadas.

Em contrapartida, os hospitais públicos enfrentam frequentemente desafios para atingir níveis semelhantes de satisfação dos doentes. Estes desafios estão frequentemente associados a recursos limitados e a um maior volume de doentes, o que pode afetar a capacidade de prestar cuidados atempados e personalizados.

De acordo com o Ministério da Saúde e dos Cuidados de Longa Duração do Ontário (2022), os condicionalismos operacionais enfrentados pelos hospitais públicos, tais como tempos de espera mais longos e limitações de recursos, podem ter um impacto negativo na experiência do doente e nos índices de satisfação. Esta discrepância evidencia as dificuldades que os hospitais públicos enfrentam para gerir a elevada procura, mantendo simultaneamente cuidados de elevada qualidade.

A relação entre a satisfação dos doentes e a utilização de recursos é ainda mais elucidada por Plochg et al. (2023), que salientam o papel de uma governação eficaz na melhoria da qualidade dos cuidados e dos resultados para os doentes.

Os hospitais que gerem os seus recursos de forma eficiente e implementam práticas de governação sólidas estão melhor posicionados para aumentar a satisfação dos doentes. Isto implica a otimização dos processos de cuidados, a redução das ineficiências e a garantia de que os recursos são direcionados para iniciativas que beneficiam diretamente os doentes.

De um modo geral, a análise comparativa da satisfação dos doentes entre hospitais públicos e privados sublinha o impacto da afetação e gestão de recursos no desempenho. Enquanto os hospitais privados podem tirar partido da sua flexibilidade e dos seus recursos financeiros para aumentar a satisfação dos doentes, os hospitais públicos têm de enfrentar desafios mais complexos.

Para fazer face a estes desafios, é necessário introduzir melhorias estratégicas na gestão dos recursos, na eficiência operacional e nas práticas de cuidados aos doentes, a fim de aumentar a satisfação e o desempenho global dos hospitais em ambos os sectores.

Gestão e desempenho financeiro

A gestão financeira é um fator crucial para determinar o desempenho dos hospitais. Ray e Linden (2020) exploram a relação entre as despesas de saúde e os resultados no domínio da saúde, salientando que uma gestão financeira eficaz pode conduzir a melhores resultados no domínio da saúde e a uma maior eficiência.

Para os hospitais públicos, o financiamento adequado e o planeamento financeiro estratégico são essenciais para manter a qualidade dos serviços e garantir a acessibilidade a todos os segmentos da população.

Estruturas de governação e seu impacto

As estruturas de governação dos hospitais desempenham um papel crucial na definição do seu desempenho global, influenciando tudo, desde a gestão dos recursos ao controlo da qualidade. Westert e Verkleij (2020) oferecem informações valiosas sobre a forma como as práticas de governação podem promover a melhoria do desempenho.

A sua investigação sublinha que os quadros de governação bem estruturados são essenciais para a definição de objectivos claros, a gestão eficiente dos recursos e a aplicação de medidas eficazes de controlo da qualidade. Esta abordagem abrangente é vital para garantir que os hospitais funcionem eficazmente e prestem cuidados de elevada qualidade, independentemente de serem instituições públicas ou privadas.

De acordo com Westert e Verkleij (2020), uma estrutura de governação sólida permite aos hospitais estabelecer objectivos estratégicos e alinhar os seus recursos para os alcançar. A definição de objectivos claros ajuda a dar prioridade às iniciativas e a racionalizar as operações, o que é fundamental para melhorar o desempenho.

Por exemplo, uma governação eficaz pode orientar a atribuição de recursos financeiros, humanos e tecnológicos de forma a otimizar a prestação de cuidados e a eficiência operacional.

Este alinhamento dos recursos com os objectivos estratégicos é um aspeto fundamental para alcançar um elevado desempenho nos contextos de cuidados de saúde.

Nos hospitais públicos, as estruturas de governação enfrentam frequentemente o desafio de navegar em sistemas burocráticos complexos e recursos limitados. Westert e Verkleij (2020) referem que estes desafios podem dificultar a implementação de práticas de governação eficazes.

Os hospitais públicos têm de gerir requisitos regulamentares e procedimentos burocráticos extensos, o que pode afetar a sua capacidade de adaptação rápida e de implementação de melhorias. Apesar destes constrangimentos, uma governação forte continua a ser crucial para gerir os recursos de forma eficiente e garantir a existência de medidas de controlo de qualidade para prestar cuidados consistentes.

Por outro lado, os hospitais privados beneficiam normalmente de estruturas de governação mais flexíveis que podem facilitar a tomada de decisões e a inovação mais rápidas. A capacidade de adaptar rapidamente as práticas de governação e as estratégias de gestão dos recursos pode conduzir a operações mais reactivas e eficientes. Westert e Verkleij (2020) observam que esta flexibilidade permite aos hospitais privados implementar e aperfeiçoar mais rapidamente as iniciativas de melhoria da qualidade, contribuindo para um melhor desempenho global. No entanto, mesmo os hospitais privados devem avaliar e aperfeiçoar continuamente os seus quadros de governação para manter elevados padrões de cuidados.

A influência das estruturas de governação no desempenho dos hospitais é profunda e multifacetada. Como salientam Westert e Verkleij (2020), a existência de estruturas de governação eficazes é essencial para definir objectivos claros, gerir os recursos de forma eficiente e aplicar medidas de controlo da qualidade.

Embora os desafios e oportunidades específicos possam variar entre hospitais públicos e privados, os princípios subjacentes a uma governação forte são universalmente aplicáveis. Garantir que as práticas de governação estão alinhadas com os objectivos de desempenho é crucial para melhorar a qualidade dos cuidados e a eficiência operacional em todos os contextos de cuidados de saúde.

Organização e prestação de serviços

A organização dos serviços nos hospitais é fundamental para determinar os resultados do seu desempenho. Uma organização eficaz dos serviços implica a racionalização dos processos, a otimização da utilização dos recursos e o reforço da coordenação entre os vários departamentos.

Kelley e Hurst (2022) salientam que um modelo de prestação de serviços bem estruturado é crucial para melhorar os resultados dos doentes e alcançar níveis mais elevados de satisfação. Quando os serviços são organizados de forma eficiente, os hospitais podem garantir que os cuidados são prestados de forma rápida e eficaz, tendo assim um impacto positivo na experiência do doente e nos resultados clínicos.

De acordo com Kelley e Hurst (2022), um modelo organizado de prestação de serviços facilita a gestão eficiente dos recursos hospitalares, incluindo pessoal, equipamento e instalações. Ao otimizar estes recursos, os hospitais podem reduzir os tempos de espera, evitar estrangulamentos e melhorar a eficiência global dos serviços.

Esta abordagem estruturada não só melhora a qualidade dos cuidados de saúde prestados, como também contribui para uma experiência mais racionalizada do doente, o que pode aumentar significativamente os seus níveis de satisfação. A utilização eficiente dos recursos e a otimização dos processos são, por conseguinte, essenciais para alcançar um elevado desempenho nos serviços de saúde.

A importância da organização dos serviços vai para além da eficiência operacional e inclui a coordenação entre os diferentes departamentos do hospital. Kelley e Hurst (2022) sublinham que uma coordenação eficaz é essencial para prestar cuidados abrangentes e evitar a fragmentação dos serviços.

Quando os departamentos trabalham em conjunto, os doentes beneficiam de uma experiência de cuidados mais coesa, o que pode melhorar os resultados clínicos e a satisfação. Esta coordenação ajuda a gerir casos complexos e a garantir que todos os aspectos dos cuidados ao doente são tratados de forma atempada e integrada.

Adicionalmente, a organização dos serviços tem impacto não só na eficiência dos cuidados, mas também na capacidade dos hospitais para implementar iniciativas de melhoria da qualidade. De acordo com Plochg et al. (2023), uma estrutura de serviços bem organizada suporta a implementação efectiva de medidas de controlo de qualidade e programas de melhoria.

Os hospitais com processos simplificados e uma forte coordenação interdepartamental podem mais facilmente adotar e manter iniciativas de qualidade, conduzindo a melhorias contínuas na prestação de cuidados e na satisfação dos doentes.

A organização dos serviços nos hospitais é um fator crítico para determinar os resultados do seu desempenho. Kelley e Hurst (2022) sublinham a importância de um modelo de prestação de serviços bem organizado para melhorar os resultados e a satisfação dos doentes.

A organização eficaz dos serviços implica a otimização da utilização dos recursos, a racionalização dos processos e o reforço da coordenação departamental. Estes elementos são essenciais para alcançar a eficiência operacional e prestar cuidados de saúde de elevada qualidade, contribuindo, em última análise, para um melhor desempenho e experiência dos doentes nos contextos de cuidados de saúde.

Abordar as desigualdades no acesso aos cuidados de saúde

A abordagem das desigualdades no acesso aos cuidados de saúde é um aspeto crucial da avaliação do desempenho dos hospitais. Veillard (2023) sublinha que as disparidades no acesso aos cuidados de saúde podem resultar em diferenças significativas nos resultados de saúde de vários grupos populacionais.

As desigualdades no acesso aos cuidados de saúde traduzem-se frequentemente em piores resultados de saúde para as comunidades marginalizadas ou mal servidas, sublinhando a necessidade de os hospitais se concentrarem em estratégias que promovam a equidade na prestação de cuidados. Garantir que todos os doentes, independentemente do seu estatuto socioeconómico, tenham acesso aos serviços de saúde necessários é fundamental para melhorar a equidade global em matéria de saúde.

Para abordar eficazmente as disparidades no acesso aos cuidados de saúde, os hospitais devem implementar estratégias que identifiquem e atenuem as barreiras aos cuidados. De acordo com Veillard (2023), estas barreiras podem incluir restrições financeiras, limitações geográficas e preconceitos sistémicos que impedem determinados grupos de receberem cuidados atempados e adequados.

Os hospitais precisam de conceber e executar intervenções específicas que abordem estas barreiras, tais como a oferta de opções de pagamento por escalas, a expansão de serviços em áreas mal servidas e a formação em competências culturais para os prestadores de cuidados de saúde. Estes esforços são essenciais para criar um sistema de saúde mais equitativo.

A afetação de recursos desempenha um papel importante no apoio às populações carenciadas e na garantia de um acesso equitativo aos cuidados de saúde. A gestão eficaz de recursos envolve a orientação de recursos financeiros, humanos e tecnológicos para iniciativas que visem as necessidades de grupos desfavorecidos. Kelley e Hurst (2022) argumentam que um modelo de prestação de serviços bem organizado pode ajudar os hospitais a alocar recursos de forma a abordar as disparidades e melhorar o acesso de todos os pacientes. Isto pode implicar o investimento em programas de sensibilização da comunidade, a melhoria dos serviços de transporte ou o desenvolvimento de parcerias com organizações locais para melhor servir as áreas mais carenciadas.

Além disso, a abordagem das desigualdades no acesso aos cuidados de saúde implica também a integração de iniciativas de melhoria da qualidade centradas na equidade. Plochg et al. (2023) sugerem que os hospitais com estruturas de governação fortes estão mais bem equipados para implementar e manter programas de melhoria da qualidade que dão prioridade aos cuidados equitativos.

Ao incorporar métricas centradas na equidade nas avaliações de desempenho e nos processos de garantia de qualidade, os hospitais podem garantir que os seus esforços para reduzir as disparidades são eficazes e que todos os doentes recebem os cuidados de elevada qualidade que merecem.

Em conclusão, a abordagem das desigualdades no acesso aos cuidados de saúde é um elemento crítico do desempenho hospitalar que tem implicações de longo alcance nos resultados de saúde. Como salienta Veillard (2023), as disparidades no acesso podem conduzir a resultados de saúde desiguais, pelo que é imperativo que os hospitais implementem estratégias que promovam a equidade.

Isto inclui a abordagem das barreiras aos cuidados de saúde, a otimização da atribuição de recursos e a integração de iniciativas de melhoria da qualidade centradas na equidade. Ao concentrarem-se nestas áreas, os hospitais podem trabalhar no sentido de criar um sistema de cuidados de saúde mais equitativo e melhorar os resultados para todos os doentes.

Dinâmica do sector público vs. sector privado

A dinâmica entre os sectores público e privado desempenha um papel fundamental na definição do desempenho dos hospitais, e compreender estas diferenças é essencial para uma análise abrangente. Os hospitais privados beneficiam frequentemente de uma maior flexibilidade nas suas operações, o que lhes permite inovar e adaptar-se rapidamente à evolução das necessidades em matéria de cuidados de saúde.

Esta flexibilidade pode conduzir a uma maior eficiência e a níveis mais elevados de satisfação dos doentes, uma vez que as instituições privadas têm normalmente capacidade para investir em novas tecnologias e processos simplificados que melhoram a prestação de cuidados. Kelley e Hurst (2022) sublinham que esta agilidade operacional pode influenciar significativamente o desempenho global dos hospitais privados, permitindo-lhes responder melhor às exigências dos doentes e otimizar a utilização dos recursos.

Em contrapartida, os hospitais públicos são frequentemente responsáveis pela prestação de cuidados a grandes segmentos da população, muitas vezes com grandes limitações de recursos. Desempenham um papel vital na prestação de serviços essenciais a comunidades diversificadas e carenciadas, o que pode incluir a gestão de volumes mais elevados de doentes e a resposta a um leque mais vasto de necessidades de saúde. De acordo com Veillard (2023), os hospitais públicos são cruciais para garantir um acesso equitativo aos cuidados de saúde, mas o seu desempenho pode ser prejudicado por ineficiências burocráticas e por um financiamento limitado.

Estes desafios podem afetar a sua capacidade de implementar inovações e manter elevados padrões de desempenho, destacando uma área-chave em que os hospitais públicos e privados diferem.

A análise comparativa dos hospitais públicos e privados pode revelar o impacto que as diferentes abordagens da gestão dos recursos têm no desempenho global e nos resultados obtidos pelos doentes. Westert e Verkleij (2020) sugerem que as estruturas de governação e as estratégias de afetação de recursos são fundamentais para influenciar a eficiência e a eficácia dos hospitais.

Por exemplo, os hospitais privados podem beneficiar de modelos de governação mais flexíveis que permitem uma tomada de decisões e uma adaptação mais rápidas, enquanto os hospitais públicos podem enfrentar estruturas rígidas que limitam a sua agilidade operacional. Este contraste na governação e na gestão dos recursos pode conduzir a diferenças notáveis nos indicadores de desempenho, como a satisfação dos doentes e os resultados clínicos.

Além disso, a organização dos serviços nos hospitais desempenha um papel significativo na determinação dos resultados de desempenho. Como referem Kelley e Hurst (2022), um modelo eficaz de prestação de serviços é crucial para otimizar a utilização dos recursos e garantir cuidados atempados.

Os hospitais privados, com a sua capacidade de adaptar rapidamente os modelos de serviço, são muitas vezes excelentes na criação de ambientes de cuidados eficientes e centrados no doente. Por outro lado, os hospitais públicos podem debater-se com desafios organizacionais devido à sua maior escala e estruturas operacionais mais complexas. A eficácia da organização dos serviços em cada sector pode, assim, fornecer informações sobre a forma como os recursos são utilizados e como a qualidade dos cuidados é mantida.

Outro aspeto importante a considerar é o impacto das disparidades de acesso aos cuidados de saúde no desempenho dos hospitais. Plochg et al. (2023) observam que uma governação e uma afetação de recursos eficazes podem atenuar estas disparidades, mas os hospitais públicos enfrentam frequentemente maiores desafios a este respeito.

A resolução das desigualdades no acesso aos cuidados de saúde é essencial para melhorar os resultados globais em matéria de saúde e garantir que todos os grupos de doentes recebem um tratamento equitativo. A análise comparativa dos hospitais públicos e privados pode realçar a forma como os diferentes sectores abordam o desafio da equidade nos cuidados de saúde e como essas abordagens afectam o desempenho e os resultados dos doentes.

A dinâmica entre os sectores público e privado tem um impacto profundo no desempenho dos hospitais. Enquanto os hospitais privados podem tirar partido da sua flexibilidade e inovação para alcançar uma maior eficiência e satisfação dos doentes, os hospitais públicos desempenham um papel crucial na prestação de cuidados a populações mais vastas e frequentemente mal servidas.

Ao examinar a forma como a gestão dos recursos, as estruturas de governação e a organização dos serviços diferem entre estes sectores, e ao considerar o impacto das disparidades no acesso aos cuidados de saúde, é possível desenvolver uma compreensão mais matizada do desempenho dos hospitais. Esta análise comparativa é essencial para identificar as melhores práticas e as áreas a melhorar, tanto no sector público como no privado.

A importância das políticas baseadas em provas

O desenvolvimento de políticas de saúde baseadas em evidências é essencial para melhorar o desempenho dos hospitais e garantir que os sistemas de saúde funcionem de forma eficaz. Plochg et al. (2023) sublinham que as políticas baseadas na investigação empírica proporcionam uma base sólida para enfrentar os diversos desafios que os sistemas de saúde enfrentam.

As políticas baseadas em provas são concebidas para responder às condições do mundo real e são informadas por dados e resultados de investigação. Esta abordagem ajuda a tomar decisões informadas sobre a afetação de recursos, as práticas de governação e a prestação de serviços, conduzindo a serviços de saúde mais eficazes e eficientes tanto nos hospitais públicos como nos privados.

A investigação efectuada por Kelley e Hurst (2022) apoia a noção de que as políticas de saúde baseadas em provas podem ter um impacto significativo no desempenho dos hospitais, orientando a forma como os recursos são atribuídos e geridos. O desenvolvimento eficaz de políticas assenta na compreensão da forma como os recursos são utilizados e na identificação de áreas a melhorar com base em provas empíricas.

Ao implementar políticas baseadas em dados, os hospitais podem otimizar a utilização de recursos, simplificar as operações e resolver ineficiências. Esta abordagem orientada para os dados ajuda a garantir que os recursos são afectados de uma forma que se alinha com as necessidades e prioridades do sistema de saúde, melhorando, em última análise, os resultados de desempenho.

Além disso, as políticas baseadas em provas desempenham um papel fundamental na melhoria das práticas de governação nos hospitais. De acordo com Westert e Verkleij (2020), os quadros de governação bem estruturados são cruciais para definir objectivos claros e gerir os recursos de forma eficaz. As políticas baseadas em provas ajudam a orientar o desenvolvimento destes quadros de governação, fornecendo uma base para a tomada de decisões fundamentadas na investigação.

Isto conduz a melhores práticas de gestão, a uma melhor supervisão e a uma aplicação mais eficaz das medidas de controlo da qualidade. Ao incorporar provas nas práticas de governação, os hospitais podem melhorar a sua eficiência operacional e o seu desempenho global.

Para além da governação e da gestão dos recursos, as políticas baseadas em dados concretos são vitais para melhorar a prestação de serviços. Plochg et al. (2023) salientam que as políticas baseadas em dados empíricos podem conduzir a melhorias na forma como os serviços são organizados e prestados.

Por exemplo, as políticas que se centram na racionalização dos processos e na melhoria da coordenação entre departamentos podem conduzir a melhores resultados para os doentes e a níveis de satisfação mais elevados. Ao adotar práticas baseadas em evidências, os hospitais podem enfrentar desafios operacionais, melhorar a qualidade do serviço e garantir que os cuidados aos doentes são prestados de forma atempada e eficaz.

Por último, as políticas baseadas em dados concretos são cruciais para resolver as disparidades no acesso aos cuidados de saúde e garantir que todos os doentes recebam cuidados equitativos. Como refere Veillard (2023), a resolução das desigualdades nos cuidados de saúde exige intervenções específicas apoiadas em dados empíricos.

As políticas que são informadas pela investigação podem ajudar a identificar e a abordar as barreiras aos cuidados, a afetar os recursos de forma mais equitativa e a desenvolver programas que visam especificamente as populações carenciadas. Ao centrarem-se em abordagens baseadas em provas para o desenvolvimento de políticas, os hospitais podem trabalhar no sentido de reduzir as disparidades e melhorar o acesso aos cuidados para todos os grupos de doentes, conduzindo, em última análise, a melhores resultados globais de saúde.

Colaboração entre os sectores público e privado

A colaboração entre os sectores público e privado é cada vez mais reconhecida como uma estratégia potente para melhorar o desempenho hospitalar. Kluge et al. (2019) defendem o estabelecimento de parcerias público-privadas (PPP) como forma de otimizar a utilização de recursos e melhorar a qualidade dos cuidados.

Ao aproveitar os pontos fortes complementares de ambos os sectores, estas parcerias podem criar um sistema de saúde mais eficiente e eficaz. Por exemplo, os hospitais privados contribuem frequentemente para a inovação e flexibilidade, enquanto os hospitais públicos proporcionam um vasto alcance e experiência no atendimento de populações numerosas e diversificadas.

A integração de recursos e conhecimentos especializados dos sectores público e privado pode conduzir a melhorias significativas na prestação de cuidados de saúde. Kelley e Hurst (2022) defendem que colaborações bem estruturadas podem ajudar a colmatar lacunas na afetação de recursos e na prestação de serviços.

As parcerias público-privadas podem facilitar a partilha das melhores práticas, tecnologias e estratégias de gestão, aumentando assim a eficiência operacional. Esta sinergia pode resultar numa melhor utilização dos recursos, em processos simplificados e em melhores resultados para os doentes, demonstrando o valor da integração de diversas abordagens à gestão dos cuidados de saúde.

Além disso, as parcerias público-privadas podem contribuir para um acesso mais equitativo aos cuidados de saúde, tirando partido dos pontos fortes de ambos os sectores. Tal como referido por Plochg et al. (2023), uma governação e uma gestão de recursos eficazes são cruciais para resolver as disparidades nos cuidados de saúde.

A colaboração entre entidades públicas e privadas pode ajudar a colmatar as lacunas na prestação de serviços e melhorar o acesso das populações carenciadas. Por exemplo, as inovações e eficiências do sector privado podem ser combinadas com os esforços de sensibilização do sector público para garantir que os cuidados de elevada qualidade chegam a um leque mais vasto de doentes, incluindo os das zonas economicamente desfavorecidas.

Para além de melhorar a gestão e o acesso aos recursos, as parcerias público-privadas podem melhorar a qualidade geral dos cuidados. Westert e Verkleij (2020) sublinham a importância das estruturas de governação para a melhoria do desempenho. Através de esforços de colaboração, os hospitais podem beneficiar de práticas de gestão avançadas e de medidas de controlo da qualidade desenvolvidas no sector privado, enquanto os hospitais públicos contribuem com a sua vasta experiência na prestação de cuidados de saúde em grande escala. Este intercâmbio de conhecimentos especializados pode conduzir a quadros de governação mais sólidos e a padrões de cuidados mais elevados em todo o sistema de saúde.

Por último, as colaborações público-privadas bem sucedidas podem servir de modelo para futuras parcerias destinadas a enfrentar desafios específicos no domínio dos cuidados de saúde. Como refere Veillard (2023), a resolução das disparidades no acesso aos cuidados de saúde exige soluções inovadoras apoiadas em dados empíricos.

As parcerias público-privadas podem experimentar novas abordagens e estratégias, fornecendo informações valiosas e demonstrando formas eficazes de ultrapassar as barreiras aos cuidados de saúde. Ao promover um ambiente de colaboração, os sistemas de saúde podem desenvolver e aperfeiçoar soluções que melhorem o desempenho e a equidade, criando um precedente para iniciativas futuras.

O futuro da análise do desempenho hospitalar

Dado que os sistemas de saúde estão em constante evolução, a necessidade de uma análise contínua do desempenho dos hospitais continua a ser fundamental. Os quadros e indicadores desenvolvidos por Kelley e Hurst (2022) são fundamentais para avaliar vários aspectos da qualidade e da eficiência dos cuidados de saúde.

O seu quadro concetual para os indicadores de qualidade dos cuidados de saúde proporciona uma abordagem estruturada para medir o desempenho em diferentes contextos, permitindo uma avaliação exaustiva da forma como os recursos são utilizados e da eficácia com que contribuem para os cuidados dos doentes. Este quadro serve como ferramenta fundamental para compreender as complexidades do desempenho hospitalar e orientar os esforços para melhorar a prestação de cuidados de saúde.

Do mesmo modo, o Ontario Ministry of Health and Long-Term Care (2022) desenvolveu o Local Health System Scorecard, que oferece métricas práticas para avaliar a eficiência e a eficácia dos sistemas de saúde. Este cartão de pontuação fornece informações valiosas sobre a forma como os recursos são geridos e como a prestação de serviços está organizada.

Ao tirar partido destas ferramentas, os decisores políticos e os administradores dos cuidados de saúde podem identificar áreas a melhorar, acompanhar os progressos ao longo do tempo e implementar estratégias que estejam em conformidade com as melhores práticas de gestão dos cuidados de saúde. A utilização contínua destes indicadores é crucial para a adaptação à evolução das necessidades dos cuidados de saúde e para a melhoria do desempenho global.

A investigação futura deve centrar-se na exploração das formas matizadas como a afetação de recursos, a governação e a organização dos serviços têm impacto no desempenho dos hospitais e nos resultados dos doentes. Os conhecimentos fornecidos por Kelley e Hurst (2022) e pelo Ontario Ministry of Health and Long-Term Care (2022) sublinham a importância destes factores na definição da prestação de cuidados de saúde.

Os investigadores devem continuar a investigar a forma como as variações nas estratégias de afetação de recursos influenciam a eficiência e a qualidade e como as diferentes estruturas de governação afectam o desempenho. Esta investigação é essencial para o desenvolvimento de intervenções direcionadas que abordem desafios e oportunidades específicos nos sistemas hospitalares.

Além disso, os trabalhos de Plochg et al. (2023) e Westert e Verkleij (2020) sublinham o papel da governação e da organização dos serviços na promoção do desempenho dos hospitais. Plochg et al. (2023) sublinham como quadros de governação eficazes podem conduzir a melhores resultados no domínio da saúde, assegurando que os recursos são utilizados de forma eficiente.

Do mesmo modo, Westert e Verkleij (2020) sublinham a importância de práticas de governação bem estruturadas para alcançar melhorias de desempenho. Estudos futuros devem basear-se nestes resultados para explorar a forma como as práticas de governação podem ser optimizadas e como a organização dos serviços pode ser melhorada para apoiar melhores cuidados aos doentes.

A abordagem das disparidades em matéria de cuidados de saúde continua a ser uma questão fundamental para a investigação em curso. Como refere Veillard (2023), as disparidades no acesso aos cuidados de saúde podem conduzir a diferenças significativas nos resultados de saúde entre grupos populacionais.

A investigação deve continuar a investigar a forma como os hospitais podem implementar estratégias para garantir um acesso equitativo aos cuidados de saúde e ultrapassar as barreiras enfrentadas pelas populações carenciadas. Isto inclui a avaliação da eficácia das parcerias público-privadas e outros esforços de colaboração para melhorar o acesso e reduzir as disparidades.

A compreensão do desempenho dos hospitais exige uma análise exaustiva dos mecanismos de afetação de recursos e do seu impacto na eficiência, na qualidade dos cuidados e na satisfação dos doentes. Ao integrar as perspectivas de vários estudos e enquadramentos, como os de Berg, Meijerink, e al. (2021), Kelley e Hurst (2022), e outros, podemos obter uma compreensão mais profunda da forma como os diferentes factores influenciam o desempenho hospitalar e desenvolver estratégias para melhorar a eficácia dos sistemas de saúde.

Flexibilidade e inovação nos hospitais privados

No Burkina Faso, um estudo efectuado por Arah, Klazinga et al. (2023) revelou que os hospitais privados, devido à sua flexibilidade inerente e capacidade de inovação, são muitas vezes excelentes na resposta rápida às necessidades dos doentes. Esta agilidade contrasta fortemente com a rigidez estrutural observada nos hospitais públicos, que é frequentemente atribuída a regulamentos burocráticos rigorosos.

A flexibilidade observada nas instituições privadas pode ser interpretada como uma vantagem significativa no contexto da governação hospitalar centrada no doente. Estes hospitais privados são capazes de se adaptar mais rapidamente à evolução das condições e das necessidades dos doentes, aumentando assim a sua capacidade de prestar cuidados atempados e eficazes.

As diferenças estruturais entre hospitais privados e públicos evidenciam um aspeto crítico do desempenho hospitalar. De acordo com Berg et al. (2021), a eficiência e a eficácia nos cuidados de saúde são profundamente influenciadas pela gestão dos recursos e pelas estruturas organizacionais.

A capacidade dos hospitais privados para inovar e adaptar-se rapidamente é um testemunho dos benefícios de quadros de governação menos restritivos. Em contrapartida, os hospitais públicos, vinculados a procedimentos burocráticos rígidos, podem registar atrasos e ineficiências, com impacto no seu desempenho global e na satisfação dos doentes.

Outros conhecimentos sobre as implicações destas diferenças são fornecidos por Bloom, Canning e Sevilla (2019), que enfatizam a relação entre a eficiência do sistema de saúde e o crescimento económico. A sua investigação sugere que a flexibilidade inerente aos hospitais privados pode levar a uma utilização mais eficaz dos recursos, potencialmente conduzindo a melhores resultados de saúde e contribuindo para o desenvolvimento económico.

Nesta perspetiva, a agilidade das instituições privadas não só melhora os cuidados prestados aos doentes, como também pode ter implicações económicas mais vastas, sublinhando o valor dos sistemas de saúde adaptáveis.

Casasnovas et al. (2022) apoiam esta perspetiva, salientando o papel dos sistemas de saúde no crescimento económico. As suas conclusões indicam que as instituições de saúde bem geridas e inovadoras, como os hospitais privados, podem desempenhar um papel crucial no apoio ao progresso económico através de melhores resultados no domínio da saúde.

A capacidade dos hospitais privados para responder rapidamente às necessidades dos doentes está em sintonia com a sua capacidade de contribuir positivamente para o crescimento económico, uma vez que são mais hábeis na utilização eficiente dos recursos do que os seus homólogos públicos.

Além disso, Kelley e Hurst (2022) fornecem um quadro para compreender como os indicadores de qualidade dos cuidados de saúde podem ser aplicados para avaliar o desempenho dos hospitais. O seu quadro concetual sublinha a importância da flexibilidade e da inovação para melhorar a qualidade dos cuidados de saúde.

Ao utilizar estes quadros, torna-se evidente que a natureza dinâmica e reactiva dos hospitais privados pode contribuir significativamente para uma melhor qualidade dos cuidados de saúde, distinguindo-os das estruturas mais rígidas dos hospitais públicos.

O papel essencial dos hospitais públicos

Embora os hospitais privados apresentem frequentemente níveis de desempenho mais elevados em termos de satisfação dos doentes e de eficiência operacional (Boachie et al., 2023), a importância dos hospitais públicos não pode ser subestimada. Os hospitais públicos são frequentemente os prestadores de cuidados de saúde primários para segmentos significativos da população, especialmente em zonas com acesso limitado a estabelecimentos de saúde privados.

Este papel fundamental sublinha a necessidade de apoiar os hospitais públicos através de políticas sólidas de financiamento solidário, que são essenciais para garantir o acesso equitativo a cuidados essenciais para todos (Ray & Linden, 2020).

Os hospitais públicos são cruciais na prestação de cuidados de saúde a populações carenciadas e economicamente desfavorecidas. Ao contrário dos hospitais privados, que podem concentrar-se nos doentes mais abastados que podem pagar os serviços, os hospitais públicos têm a tarefa de prestar cuidados a toda a gente, independentemente da sua situação financeira.

A ênfase no financiamento solidário ajuda a colmatar o fosso entre os diferentes grupos socioeconómicos, permitindo que os hospitais públicos ofereçam os serviços necessários àqueles que, de outra forma, poderiam ser excluídos do sistema de saúde (Ray & Linden, 2020).

Boachie et al. (2023) salientam que os hospitais privados, com a sua flexibilidade e capacidade de se adaptarem rapidamente às mudanças, atingem frequentemente níveis mais elevados de satisfação dos doentes e de eficiência operacional. Este facto deve-se, em grande medida, à sua capacidade de investir em tecnologias avançadas e processos simplificados, que podem melhorar a qualidade dos cuidados e reduzir os tempos de espera.

No entanto, estes benefícios são normalmente acessíveis a um segmento mais pequeno e mais abastado da população, o que evidencia uma área-chave em que os hospitais públicos devem desempenhar um papel mais significativo.

Ray e Linden (2020) sublinham que os hospitais públicos, apesar dos seus desafios operacionais, são vitais para manter o acesso universal aos cuidados de saúde. Estas instituições enfrentam frequentemente restrições financeiras e obstáculos burocráticos que podem afetar o seu desempenho.

No entanto, o seu papel na prestação de cuidados acessíveis e a preços módicos é essencial para garantir a satisfação das necessidades de cuidados de saúde de todos os grupos demográficos, especialmente nas zonas rurais e de baixos rendimentos, onde os hospitais privados podem não estar disponíveis.

A dependência dos hospitais públicos para prestar cuidados à população em geral também suscita preocupações quanto à sustentabilidade e à adequação do financiamento da saúde pública. Tal como referido por Bloom, Canning e Sevilla (2019), a afetação eficaz de recursos é crucial para manter a funcionalidade dos hospitais públicos. São necessários financiamento e apoio adequados para ultrapassar as ineficiências operacionais e garantir que estas instituições possam prestar cuidados de elevada qualidade, apesar das suas limitações financeiras.

Os hospitais públicos debatem-se frequentemente com o desafio de gerir recursos limitados, ao mesmo tempo que se esforçam por satisfazer as necessidades de cuidados de saúde de uma população de doentes diversificada. Kelley e Hurst (2022) defendem que a existência de indicadores e quadros de qualidade bem definidos é essencial para avaliar o desempenho dos sistemas de saúde, incluindo os hospitais públicos. Esses quadros podem ajudar a identificar áreas de melhoria e garantir que os hospitais públicos continuem a prestar serviços essenciais de forma eficaz.

Para além do apoio financeiro, a governação e as práticas de gestão eficazes desempenham um papel fundamental na melhoria do desempenho dos hospitais públicos. Plochg et al. (2023) sugerem que quadros de governação sólidos podem conduzir a melhores resultados no domínio da saúde, assegurando que os recursos são geridos de forma eficiente e direcionados para os cuidados aos doentes. Os hospitais públicos podem beneficiar da adoção das melhores práticas e dos modelos de governação que tiveram êxito nas instituições privadas.

Apesar da maior eficiência operacional e da satisfação dos doentes registada nos hospitais privados (Boachie et al., 2023), o papel do sector público nos cuidados de saúde continua a ser indispensável. Os hospitais públicos constituem uma rede de segurança para a população, oferecendo serviços que nem sempre são rentáveis, mas que são fundamentais para a saúde pública. O sucesso dos hospitais públicos no cumprimento desta função depende de um financiamento adequado, de uma gestão eficaz e de políticas de apoio.

Ray e Linden (2020) defendem políticas de financiamento solidário para apoiar os hospitais públicos na sua missão de prestar cuidados equitativos. Estas políticas garantem que os recursos financeiros são afectados de forma a responder às necessidades de toda a população, incluindo aqueles que, de outra forma, poderiam não ter acesso a serviços de saúde essenciais. Este apoio é crucial para manter a funcionalidade e a eficácia dos hospitais públicos.

Desigualdade de acesso aos cuidados

A desigualdade de acesso aos cuidados de saúde é uma questão importante na análise do desempenho dos hospitais. Os estudos indicam que os hospitais privados servem frequentemente uma clientela mais rica, o que pode agravar as disparidades no acesso aos cuidados de saúde por parte dos grupos economicamente desfavorecidos (Ten Asbroek, 2021).

Este enfoque nos doentes abastados permite que os hospitais privados invistam em tecnologias avançadas e ofereçam serviços mais personalizados, mas também significa que as pessoas com rendimentos mais baixos podem ser excluídas da prestação dos cuidados necessários. A resolução destas disparidades é crucial para garantir que todos os segmentos da população tenham acesso equitativo a cuidados de saúde de qualidade.

A tendência dos hospitais privados para se concentrarem numa clientela mais abastada contrasta fortemente com a missão dos hospitais públicos, que se destinam a prestar cuidados a todos, independentemente da sua situação financeira.

Ten Asbroek (2021) salienta que, embora os hospitais privados possam ser excelentes em termos de satisfação dos pacientes e de eficiência, contribuem frequentemente para uma dinâmica de exclusão das populações mais pobres. Esta situação sublinha a necessidade de uma análise pormenorizada da forma como as políticas públicas e as infra-estruturas de saúde podem abordar e atenuar estas disparidades.

É necessária uma análise aprofundada das políticas públicas para compreender como os sistemas de saúde podem atuar como agentes de transformação social e equidade. Ray e Linden (2020) destacam a importância do financiamento solidário e de outras medidas políticas que apoiem os hospitais públicos na prestação de cuidados a populações carenciadas.

A aplicação de políticas que garantam uma afetação equitativa dos recursos permite melhorar o acesso dos grupos economicamente desfavorecidos aos cuidados de saúde e reduzir as disparidades criadas pela concentração dos hospitais privados nos doentes mais abastados.

Além disso, políticas públicas eficazes podem ajudar a colmatar o fosso entre os diferentes sectores dos cuidados de saúde. Bloom, Canning e Sevilla (2019) defendem que uma abordagem bem estruturada do financiamento dos cuidados de saúde e da afetação de recursos é essencial para alcançar um sistema de saúde equilibrado e equitativo.

As políticas que apoiam tanto os hospitais públicos como os privados podem garantir uma distribuição mais equitativa dos recursos, permitindo uma abordagem mais global da luta contra as desigualdades no domínio da saúde.

Para compreender de que forma os hospitais públicos podem servir como agentes de transformação social, é necessário analisar os seus desafios operacionais e estruturais. Plochg et al. (2023) sugerem que quadros de governação sólidos e uma gestão estratégica dos recursos são cruciais para melhorar o desempenho dos hospitais públicos.

Ao abordar questões como a utilização ineficaz dos recursos e os constrangimentos burocráticos, os hospitais públicos podem melhorar a sua capacidade de prestar cuidados equitativos e cumprir o seu papel na redução das disparidades nos cuidados de saúde.

Além disso, a investigação de Kelley e Hurst (2022) fornece informações valiosas sobre o papel dos indicadores de qualidade na avaliação do desempenho dos cuidados de saúde. Estes indicadores podem ajudar a avaliar em que medida os hospitais, incluindo os públicos, estão a satisfazer as necessidades de todos os grupos de doentes.

Ao desenvolver e utilizar métricas de qualidade abrangentes, os sistemas de saúde podem compreender melhor e abordar as disparidades nos cuidados, garantindo que as melhorias são efectuadas onde são mais necessárias.

Além disso, a análise comparativa dos sistemas de saúde, tal como sublinhado por Ten Asbroek (2021), demonstra que, embora os hospitais privados possam ser excelentes em termos de indicadores de desempenho específicos, fazem-no frequentemente à custa de uma acessibilidade mais ampla. Este facto aponta para a necessidade de um sistema de cuidados de saúde que equilibre os pontos fortes das instituições públicas e privadas para alcançar resultados mais equitativos para todos os doentes.

As infra-estruturas de saúde pública também desempenham um papel fundamental na resolução das desigualdades no acesso aos cuidados. Westert e Verkleij (2020) sublinham que práticas eficazes de governação e gestão nos hospitais públicos são essenciais para melhorar o desempenho e garantir que os cuidados são acessíveis a todos os segmentos da população. Os investimentos em infra-estruturas e na governação podem ajudar os hospitais públicos a superar os desafios e a melhorar a sua capacidade de prestar cuidados equitativos.

Impacto das disparidades na saúde pública

Avaliar o impacto das disparidades nos cuidados de saúde na saúde geral da população é um aspeto fundamental da avaliação do desempenho dos hospitais. Um estudo efectuado por Veillard et al. (2023) sublinha a importância desta questão ao demonstrar que o acesso limitado aos serviços de saúde por parte das populações vulneráveis agrava as desigualdades de saúde pré-existentes.

Esta constatação evidencia a relação direta entre as disparidades no acesso aos cuidados de saúde e os resultados negativos em matéria de saúde nos diferentes grupos demográficos.

Quando o acesso aos cuidados de saúde é limitado, em especial para as populações economicamente desfavorecidas ou marginalizadas, as consequências podem ser graves. Veillard et al. (2023) salientam que estas limitações de acesso contribuem para uma saúde geral mais precária, um aumento das taxas de mortalidade e desigualdades na disponibilidade de opções de tratamento.

Estas disparidades podem conduzir a um ciclo de maus resultados em termos de saúde, uma vez que os indivíduos que enfrentam barreiras no acesso aos cuidados têm menos probabilidades de receber tratamentos atempados e eficazes, perpetuando ainda mais os seus problemas de saúde.

Além disso, estas disparidades no acesso aos cuidados de saúde não são apenas uma questão de resultados individuais dos doentes, mas reflectem questões sistémicas mais amplas nos sistemas de saúde. O trabalho de Veillard et al. (2023) indica que a resolução destas disparidades exige uma abordagem global que inclua a avaliação e a melhoria do desempenho das instituições de saúde.

Compreender o impacto do desempenho dos hospitais na saúde pública implica examinar a eficácia com que os hospitais servem todos os segmentos da população, incluindo os mais necessitados.

A investigação realizada por Kelley e Hurst (2022) apoia esta perspetiva, fornecendo um quadro para a avaliação dos indicadores de qualidade dos cuidados de saúde que tem em conta a acessibilidade e a eficácia dos cuidados em diferentes contextos. Utilizando estes indicadores, os investigadores e os decisores políticos podem obter informações sobre a forma como os sistemas de cuidados de saúde estão a abordar as disparidades e a promover um acesso equitativo aos serviços. Esta abordagem ajuda a identificar lacunas e áreas a melhorar nos hospitais públicos e privados.

O impacto destas disparidades na saúde pública também pode ser entendido através da lente da afetação de recursos e da governação. De acordo com Bloom, Canning e Sevilla (2019), a gestão eficaz dos recursos e o financiamento equitativo são essenciais para combater as desigualdades na saúde.

Isto inclui garantir que os hospitais públicos sejam adequadamente financiados e apoiados para prestar cuidados a populações carenciadas. Quando a afetação de recursos é distorcida, pode exacerbar as disparidades na saúde e dificultar os esforços para melhorar a saúde geral da população.

Para além da atribuição de recursos, a organização dos serviços nos hospitais desempenha um papel crucial na abordagem das desigualdades na saúde. Tal como Kelley e Hurst (2022) sublinham, modelos de prestação de serviços bem organizados são fundamentais para melhorar os resultados dos doentes e garantir o acesso atempado aos cuidados.

Uma organização eficaz dos serviços pode ajudar a atenuar o impacto das disparidades, simplificando os processos e melhorando a coordenação, o que é particularmente importante para os hospitais públicos, que se confrontam frequentemente com um maior número de doentes e recursos limitados.

Veillard et al. (2023) também salientam a importância de abordar as barreiras sistémicas que contribuem para as desigualdades na saúde. Estas barreiras podem incluir desafios logísticos, como problemas de transporte ou falta de informação sobre os serviços disponíveis, bem como questões estruturais, como financiamento inadequado ou instalações desactualizadas. A resolução destes obstáculos é essencial para garantir que todos os indivíduos tenham um acesso equitativo aos serviços de saúde.

É necessária mais investigação sobre o desempenho dos hospitais e o seu impacto na saúde pública, a fim de desenvolver intervenções direcionadas para a resolução destas disparidades. Plochg et al. (2023) argumentam que a compreensão das práticas de governação e gestão dos hospitais pode fornecer informações valiosas sobre a forma como estas instituições podem servir melhor as populações vulneráveis.

Ao melhorar a governação e a gestão dos recursos, os hospitais podem reforçar a sua capacidade de prestar cuidados equitativos e contribuir para melhores resultados em termos de saúde para todos os doentes.

Além disso, a análise do desempenho comparativo dos hospitais públicos e privados, tal como salientado por Ten Asbroek (2021), pode oferecer lições valiosas para abordar as disparidades no domínio da saúde. Embora os hospitais privados possam ser excelentes em determinadas áreas, o facto de se centrarem em doentes abastados pode limitar o seu papel na resolução de desigualdades mais amplas no domínio da saúde.

Os hospitais públicos, por outro lado, estão muitas vezes melhor posicionados para prestar cuidados a populações carenciadas, mas podem enfrentar desafios relacionados com restrições de recursos e ineficiências burocráticas.

O impacto das disparidades nos cuidados de saúde na saúde geral da população sublinha a necessidade de uma análise exaustiva do desempenho dos hospitais. Ao integrar os conhecimentos de estudos como os de Veillard et al. (2023), Kelley e Hurst (2022) e outros, os decisores políticos e os prestadores de cuidados de saúde podem desenvolver estratégias para abordar as disparidades e melhorar os resultados em matéria de saúde.

Isto inclui a avaliação da eficácia dos sistemas de cuidados de saúde para servir todas as populações, garantindo uma atribuição equitativa de recursos e melhorando as práticas de organização e governação dos serviços.

Práticas de gestão e governação

Outra dimensão fundamental na análise do desempenho hospitalar é a questão das práticas de gestão e governação. A gestão e a governação eficazes são fundamentais para melhorar a eficiência e a qualidade dos serviços de saúde, como salientam Westert et al. (2020).

A sua investigação demonstra que reformas arrojadas na gestão hospitalar podem levar a melhorias significativas na eficiência, o que é crucial para as instituições de saúde públicas e privadas. Isto sublinha a importância de adotar práticas de gestão inovadoras para enfrentar os desafios operacionais e otimizar o desempenho dos hospitais.

Westert et al. (2020) argumentam que as práticas de gestão bem sucedidas não se limitam a um sector, podendo beneficiar tanto os hospitais públicos como os privados. Por exemplo, os hospitais públicos enfrentam frequentemente constrangimentos burocráticos e limitações de recursos que podem afetar o seu desempenho.

No entanto, ao implementar quadros de governação e estratégias de gestão eficazes, estas instituições podem ultrapassar os desafios e melhorar a sua eficiência. Do mesmo modo, os hospitais privados, que são normalmente mais flexíveis, podem também melhorar o seu desempenho adoptando as melhores práticas de gestão e governação.

A eficácia das práticas de gestão e governação está intimamente ligada ao desempenho global das instituições de cuidados de saúde. Tal como referido por Kelley e Hurst (2022), um quadro bem definido para avaliar os indicadores de qualidade dos cuidados de saúde inclui a avaliação do impacto das práticas de gestão na qualidade dos cuidados e na satisfação dos doentes.

Esta abordagem ajuda a identificar os domínios em que podem ser introduzidas melhorias e a desenvolver políticas baseadas em dados concretos que orientem a afetação de recursos e a prestação de serviços.

Além disso, o impacto da gestão e da governação no desempenho hospitalar é evidente na forma como os hospitais organizam e utilizam os seus recursos. De acordo com Plochg et al. (2023), uma governação eficaz garante que os recursos são direcionados de forma adequada para melhorar os cuidados prestados aos doentes e a eficiência operacional.

Isto inclui a definição de objectivos claros, a implementação de medidas de controlo de qualidade e a garantia de que as práticas de gestão estão em conformidade com os objectivos do sistema de saúde. Ao concentrarem-se nestes aspectos, os hospitais podem obter melhores resultados e melhorar o seu desempenho global.

A análise comparativa das práticas de gestão nos hospitais públicos e privados pode fornecer informações valiosas para o desenvolvimento de políticas de saúde baseadas em factos. A investigação de Westert et al. (2020) sugere que a compreensão das diferenças nas abordagens de gestão entre estes sectores pode ajudar a identificar estratégias bem sucedidas e áreas a melhorar.

Por exemplo, enquanto os hospitais privados podem ser excelentes em termos de eficiência operacional devido à sua flexibilidade, os hospitais públicos podem beneficiar da adoção de práticas inovadoras para fazer face aos seus desafios específicos.

Além disso, a eficácia das reformas da gestão reflecte-se frequentemente nos resultados e na satisfação dos doentes. Tal como observado por Ten Asbroek (2021), os hospitais que implementam práticas de gestão e governação bem sucedidas estão mais bem posicionados para prestar cuidados de elevada qualidade e obter resultados mais elevados em termos de satisfação dos doentes. Este facto realça a importância da avaliação e melhoria contínuas das práticas de gestão para garantir que as instituições de saúde satisfazem eficazmente as necessidades dos seus doentes.

As práticas de gestão e governação desempenham um papel crucial na determinação do desempenho dos hospitais. Os estudos de Westert et al. (2020) e de outros académicos sublinham a necessidade de reformas ousadas e de práticas inovadoras para melhorar a eficiência e a qualidade dos cuidados.

Ao centrarem-se em estratégias de gestão bem sucedidas, os hospitais públicos e privados podem melhorar o seu desempenho e contribuir para melhores resultados no domínio da saúde. A investigação futura deve continuar a explorar o impacto da gestão e da governação no desempenho dos hospitais e orientar o desenvolvimento de políticas de saúde baseadas em dados concretos.

A satisfação dos doentes como indicador

A satisfação do paciente é um indicador fundamental que merece atenção especial na avaliação do desempenho hospitalar. De acordo com Ten Asbroek et al. (2021), a satisfação dos doentes está intimamente ligada a vários aspectos da prestação de cuidados, incluindo os tempos de espera e o nível de atenção personalizada. O estudo destaca que os hospitais privados geralmente alcançam taxas de satisfação mais altas devido à sua capacidade de oferecer tempos de espera mais curtos e cuidados mais individualizados. Estes factores contribuem para uma experiência mais positiva do doente, o que se reflecte em índices de satisfação mais elevados.

O inquérito realizado por Ten Asbroek et al. (2021) sublinha a importância de tempos de espera mais curtos como um fator determinante da satisfação dos doentes. Nos hospitais privados, a eficiência da prestação de serviços permite um acesso mais rápido aos cuidados, o que aumenta a satisfação dos doentes.

Isto contrasta com os hospitais públicos, onde são frequentemente registados tempos de espera mais longos devido a um maior volume de doentes e a restrições de recursos. Consequentemente, a perceção da qualidade dos cuidados nas unidades públicas pode ser negativamente afetada por estes atrasos.

Além disso, o nível de atenção personalizada é outro fator significativo que influencia a satisfação dos doentes. Os hospitais privados estão frequentemente mais bem equipados para prestar cuidados personalizados devido à sua flexibilidade e recursos.

Esta abordagem personalizada pode conduzir a uma experiência de cuidados de saúde mais satisfatória para os doentes, uma vez que estes recebem cuidados especificamente adaptados às suas necessidades. Em contrapartida, os doentes dos hospitais públicos podem ter uma atenção menos individualizada, o que pode afetar a sua satisfação geral e a perceção da qualidade dos cuidados.

As diferenças na satisfação dos doentes entre hospitais privados e públicos realçam as implicações mais amplas para a prestação de cuidados de saúde e para as políticas. Tal como referido por Westert et al. (2020), as práticas eficazes de gestão e governação desempenham um papel crucial na definição da experiência do doente.

Nos hospitais privados, a capacidade de implementar práticas inovadoras e de otimizar os recursos contribui para taxas de satisfação mais elevadas. Nos hospitais públicos, a resolução dos desafios operacionais e das limitações de recursos é essencial para melhorar a satisfação dos doentes e a qualidade dos cuidados.

As implicações da satisfação dos doentes vão para além das experiências individuais e afectam os resultados globais em termos de saúde. A investigação realizada por Veillard et al. (2023) sugere que o acesso limitado a cuidados atempados e personalizados pode exacerbar as desigualdades na saúde e conduzir a piores resultados de saúde.

Por conseguinte, compreender e melhorar a satisfação dos doentes não se trata apenas de melhorar as experiências individuais, mas também de abordar questões sistémicas que afectam a saúde pública.

Por último, a análise da satisfação dos doentes em diferentes tipos de hospitais fornece informações valiosas sobre as áreas a melhorar. De acordo com Kelley e Hurst (2022), a avaliação dos indicadores de qualidade dos cuidados de saúde, incluindo a satisfação dos doentes, é crucial para o desenvolvimento de políticas baseadas em factos. Ao identificar os factores que contribuem para uma maior satisfação nos hospitais privados, os decisores políticos podem aplicar estes conhecimentos para melhorar a prestação de cuidados nos hospitais públicos, melhorando assim a qualidade e a equidade globais dos cuidados de saúde.

A satisfação dos doentes é uma componente crítica do desempenho hospitalar que reflecte a eficácia da prestação de cuidados. A investigação de Ten Asbroek et al. (2021) salienta o impacto dos tempos de espera e da atenção personalizada na satisfação dos doentes, sendo que os hospitais privados têm geralmente um melhor desempenho nestas áreas.

Para melhorar a qualidade e os resultados dos cuidados de saúde, é essencial abordar as disparidades na satisfação dos doentes entre hospitais privados e públicos. A investigação futura deve continuar a explorar estes factores e as suas implicações para a política e a prática dos cuidados de saúde.

METODOLOGIA

A metodologia desta investigação baseia-se numa abordagem comparativa destinada a avaliar o desempenho das instituições hospitalares públicas e privadas no Burundi. A fim de estruturar a análise e assegurar a sistematização dos dados, adoptámos um quadro metodológico inspirado nas recomendações de Boachie, e al. (2023), que sublinha a importância crucial de escolher uma abordagem adequada para orientar qualquer análise científica.

Tendo isto em mente, combinámos métodos qualitativos e quantitativos para obter uma compreensão abrangente das dinâmicas em jogo nos estabelecimentos selecionados, nomeadamente a Clínica Van Norman (CVN), o Hospital Popular de Kamenge (HPK), o Hospital Prince Regent Charles (HPRC) e o Centro Hospitalar Universitário de Kamenge (CHUK).

Numa primeira fase, a recolha de dados quantitativos foi efectuada através de indicadores de desempenho previamente definidos, tais como as taxas de satisfação dos doentes, os tempos de espera para atendimento e as taxas de readmissão. Esta informação foi recolhida através de inquéritos aplicados aos doentes, bem como através da análise dos relatórios de atividade das unidades.

Paralelamente, foi integrado um método qualitativo através da realização de entrevistas semi-dirigidas com as principais partes interessadas, incluindo gestores hospitalares, pessoal médico e doentes. Isto proporcionou perspectivas contextuais sobre os desafios e as oportunidades encontrados em ambos os sectores.

Finalmente, foi efectuada uma análise comparativa entre os dados recolhidos nas instituições públicas e privadas, com o objetivo de identificar divergências no desempenho e na satisfação dos pacientes. Os resultados desta análise foram interpretados à luz das teorias existentes sobre a eficácia dos sistemas de saúde, a fim de desenvolver recomendações relevantes para reforçar o desempenho das instituições hospitalares no Burundi.

Ao integrar estas várias abordagens metodológicas, pretendemos assegurar uma avaliação holística das iniciativas de saúde e oferecer uma visão significativa sobre a necessária evolução das práticas de cuidados no país.

A população do estudo é constituída por uma amostra representativa dos agentes empregados nas quatro instituições hospitalares selecionadas para esta análise. Entre estas, as duas primeiras pertencem ao sector privado: a Clínica Van Norman (CVN) e o Hospital Popular de Kamenge (HPK), enquanto as outras duas pertencem ao sector público: o Hospital Prince Regent Charles (HPRC) e o Hospital Universitário de Kamenge (CHUK).

No total, a população inclui 1638 funcionários, distribuídos da seguinte forma: 730 agentes no CHUK, 368 no HPRC, 360 na CVN e 180 no HPK. Esta distribuição tem como objetivo assegurar uma representação adequada de cada instituição, permitindo assim uma análise comparativa baseada em dados empíricos robustos.

Quadro 1: Dimensão da população do estudo

Instituição hospitalar	Setor	Número de empregados	Percentagens
Centro Hospitalar Universitário de Kamenge (CHUK)	Público	730	44.57%
Hospital Príncipe Regente Carlos (HPRC)	Público	368	22.47%
Clínica Van Norman (CVN)	Privado	360	21.98%
Hospital Popular de Kamenge (HPK)	Privado	180	10.98%
Total		**1638**	**100 %**

Esta representação tabular ilustra a composição da população, destacando a distinção entre estabelecimentos públicos e privados e os respectivos números.

A população inquirida incluía 1638 indivíduos, dos quais foi selecionada uma amostra de 91 indivíduos utilizando a fórmula de Alain Bouchard e que foram inquiridos. Segundo a fórmula de Alain Bouchard citada por Nkunzwenabake (2021), quando a população em estudo é inferior ou igual a 1 000 000 de indivíduos, corresponde a uma amostra de 96 indivíduos com uma margem de erro de 10%.

$$nc = \frac{n}{1+\frac{n}{N}} \text{Em curso } nc = \frac{n}{1+\frac{n}{N}} = \frac{n}{\frac{N+n}{N}} = \frac{n}{1} \times \frac{N}{N+n}$$

$$nc = \frac{n \times N}{N + n}$$

N=Total da população-mãe (população-alvo) .

nc = Amostra corrigida.

A amostra universal total de um universo finito é $n = 96$.

Amostra corrigida (nc) $nc = \frac{96}{1+\frac{96}{1638}} = \frac{96}{\frac{1638+96}{1638}} = \frac{96}{\frac{1734}{1638}} = 96 \times \frac{1638}{1734} = \frac{157248}{1734} = 91$

Quadro 2: Dimensão da amostra para o estudo

Instituição hospitalar	Setor	Número de empregados	Percentagens
Centro Hospitalar Universitário de Kamenge (CHUK)	Público	41	44.57%
Hospital Príncipe Regente Carlos (HPRC)	Público	20	22.47%
Clínica Van Norman (CVN)	Privado	20	21.98%
Hospital Popular de Kamenge (HPK)	Privado	10	10.98%
Total		91	**100 %**

O Hospital Universitário de Kamenge (CHUK) representa a maior parte da amostra, com 41 funcionários, o que constitui 44,57% do total. Isto indica que este centro é um ator importante entre as instituições estudadas. Segue-se o Hospital Prince Regent Charles (HPRC) com 20 empregados, o que representa 22,47% da amostra.

Embora esta proporção seja significativa, é bastante inferior à do CHUK. A Clínica Van Norman (CVN) e o Hospital Popular de Kamenge (HPK) têm, cada um, 20 funcionários (21,98%) e 10 funcionários (10,98%), respetivamente, o que mostra que estas instituições têm uma menor representação na amostra.

Há uma predominância de instituições públicas (CHUK e HPRC) na amostra, que representam 67,04% (61 de 91 empregados), enquanto as privadas (CVN e HPK) constituem 32,96% (30 de 91 empregados).

Este facto pode refletir a preocupação de incluir uma maioria de trabalhadores de instituições públicas, talvez devido à sua dimensão, diversidade ou acessibilidade aos serviços de saúde. A amostra total é de 91 trabalhadores, o que constitui uma dimensão adequada para um estudo, permitindo obter resultados significativos e, ao mesmo tempo, representativos da população-alvo.

Para este estudo sobre a análise comparativa das acções de saúde nas instituições hospitalares públicas e privadas do Burundi, foram utilizados vários instrumentos de recolha de dados. Foi elaborado um questionário estruturado que incluía secções sobre as caraterísticas demográficas dos funcionários, a perceção do desempenho das instalações e a análise dos serviços de saúde prestados.

Foram também realizadas entrevistas semi-dirigidas aos gestores de cada instituição para recolher dados qualitativos sobre as iniciativas de saúde implementadas. A triangulação dos dados, ao combinar dados quantitativos e qualitativos, permitiu obter uma visão mais rica e detalhada dos factores que influenciam o desempenho dos hospitais públicos e privados.

A escolha da amostragem estratificada é particularmente relevante no contexto deste estudo, porque permite a representação equitativa das duas categorias de instituições estudadas: públicas e privadas. Com 67,04% dos funcionários provenientes de instituições públicas (CHUK e HPRC) e 32,96% de instituições privadas (CVN e HPK), este método garante que cada grupo está proporcionalmente representado na amostra final.

Assim, os resultados são generalizados tendo em conta as especificidades de cada tipo de instituição. Isto contribui para uma melhor compreensão da dinâmica do desempenho no sector da saúde no Burundi, permitindo uma comparação direta e significativa entre as iniciativas das instituições.

RESULTADOS

Esta parte do artigo apresenta a recolha de dados para este estudo. Também trata da análise dos dados e interpreta e discute os resultados/conclusões e a interpretação dos resultados. Os dados são recolhidos através de um questionário. No entanto, foi utilizada uma metodologia de investigação quantitativa e qualitativa para interpretar os resultados encontrados no terreno.

Quadro 3: Iniciativas de saúde em hospitais públicos e privados

Hospital	Total de empregados	Iniciativas de saúde (Sim)	Iniciativas de saúde (Não)	Percentagem Sim	Percentagem Não
Centro Hospitalar Universitário de Kamenge	41	30	11	73.17%	26.83%
Hospital Príncipe Regente Carlos	20	15	5	75%	25%
Clínica Van Norman	20	18	2	90%	10%
Hospital Popular de Kamenge	10	5	5	50%	50%
Total	91	68	23	74.73%	25.27%

O quadro comparativo das acções de saúde revela uma diferença significativa entre os hospitais públicos e privados em termos de implementação de acções de saúde. A Clínica Van Norman, uma instituição privada, destaca-se com uma taxa elevada de 90% de iniciativas de saúde, o que sugere uma maior capacidade para empreender acções de promoção do bem-estar dos trabalhadores.

Por outro lado, os hospitais públicos como o Centre Hospitalo-Universitaire de Kamenge (73,17%) e o Prince Régent Charles Hospital (75%) apresentam percentagens ligeiramente inferiores. Esta diferença pode dever-se à disponibilidade de recursos e a uma maior flexibilidade no sector privado.

Analisando estes resultados, verifica-se que os hospitais privados beneficiam de uma melhor afetação dos recursos, o que lhes permite oferecer mais iniciativas de saúde ao pessoal.

Este facto é evidente no caso da Clínica Van Norman, onde apenas 10% dos funcionários não têm acesso a estas iniciativas, enquanto o Hospital Popular de Kamenge, outra instituição privada, apresenta uma distribuição mais equilibrada (50%). Este facto pode ser sinal de uma disparidade interna entre instituições privadas, em que umas dão mais prioridade a estes programas do que outras.

Por último, a média global de 74,73% de iniciativas no domínio da saúde em todas as instituições, públicas ou privadas, revela um empenho relativamente elevado no bem-estar do pessoal hospitalar. No entanto, o facto de quase 25% dos trabalhadores não beneficiarem destas iniciativas em ambos os tipos de instituições sublinha a necessidade de harmonização e de esforços adicionais para alcançar uma cobertura total, especialmente nos hospitais públicos, onde a dependência dos orçamentos públicos pode limitar as iniciativas.

Quadro 4: Iniciativas no domínio da saúde

Tipo de iniciativa no domínio da saúde	CHUK (n=41)	HPRC (n=20)	CVN (n=20)	HPK (n=10)	Total (n=91)
Programas de prevenção (vacinação, rastreio, etc.)	30	15	18	5	68 (74.72 %)
Formação do pessoal médico	25	10	15	5	55 (60.43 %)
Campanhas de sensibilização para doenças específicas	15	5	10	5	35 (38.46 %)
Melhoria das infra-estruturas	20	12	18	5	55 (60.43 %)
Outros	3	1	4	2	10 (10.98 %)

O quadro comparativo das iniciativas de saúde mostra que os hospitais públicos e privados do Burundi estão a implementar várias iniciativas para melhorar o desempenho das instituições hospitalares. Os programas de prevenção, como a vacinação e o rastreio, são as iniciativas mais comuns, com uma taxa global de 74,72%.

Os hospitais privados, incluindo a Clinique Van Norman (18) e o Hôpital Populaire de Kamenge (5), mostram um envolvimento significativo nestes programas, enquanto os hospitais públicos, CHUK (30) e HPRC (15), também mostram uma elevada participação. Isto sugere que tanto os hospitais públicos como os privados consideram estas iniciativas essenciais para a saúde pública, mas os hospitais privados parecem estar mais bem posicionados para as implementar eficazmente, provavelmente devido a uma gestão mais autónoma.

No que respeita à formação do pessoal médico e à melhoria das infra-estruturas, os hospitais privados e públicos também apresentam resultados interessantes. A Van Norman Clinic e o CHUK destacam-se nestes domínios, com uma pontuação de 15 e 25 para a formação e de 18 e 20 para a melhoria das infra-estruturas, respetivamente.

A ênfase na formação do pessoal e na melhoria das infra-estruturas nos hospitais privados, particularmente no CVN, mostra a importância dada à atualização das competências médicas e à criação de ambientes de trabalho favoráveis. Os hospitais públicos, embora com pontuações semelhantes, podem enfrentar restrições orçamentais e organizacionais que limitam a sua capacidade de oferecer programas de formação contínua e de investir em infra-estruturas.

Por último, as campanhas de sensibilização para doenças específicas são menos comuns nos hospitais públicos, com apenas 15 iniciativas no CHUK e 5 no HPRC, em comparação com 10 no CVN e 5 no HPK. Este facto pode indicar uma maior necessidade de campanhas de sensibilização nos hospitais públicos, que, embora tenham uma maior capacidade de atingir uma população mais vasta, não parecem explorar plenamente este potencial.

O envolvimento dos hospitais privados nestas campanhas reflecte uma estratégia proactiva para melhorar a saúde pública e reforçar o desempenho institucional.

Quadro 5: Carácter inovador das iniciativas de saúde

Hospital	Total de empregados	Muito inovador	Inovador	Pouco inovador	Não inovador	Total de respostas
Centro Hospitalar Universitário de Kamenge	41	15	20	5	1	41
Hospital Príncipe Regente Carlos	20	5	10	4	1	20
Clínica Van Norman	20	10	5	3	2	20
Hospital Popular de Kamenge	10	2	4	2	2	10
Total	91	32 (35.16 %)	39 (42.85 %)	14 (15.38 %)	6 (6.593%)	91 (100%)

A análise comparativa das iniciativas no domínio da saúde mostra que o carácter inovador varia significativamente entre os hospitais públicos e privados do Burundi. De acordo com o quadro, os hospitais públicos como o Centre Hospitalo-Universitaire de Kamenge (CHUK) e o Hôpital Prince Régent Charles (HPRC) têm iniciativas predominantemente "inovadoras", com 20 e 10 respostas nesta categoria, respetivamente.

No entanto, apenas 15 iniciativas do CHUK são consideradas "muito inovadoras", enquanto o HPRC tem apenas 5. Estes resultados podem refletir uma certa rigidez institucional nos hospitais públicos, onde, embora existam inovações, estas são frequentemente limitadas por recursos ou processos administrativos complexos.

Entre os hospitais privados, a Clínica Van Norman (CVN) destaca-se com uma percentagem mais elevada de iniciativas "muito inovadoras" (10 em 20), o que demonstra uma maior flexibilidade e capacidade de resposta na introdução de novas práticas. Em contrapartida, o Hospital Popular de Kamenge (HPK) apresenta um nível relativamente baixo de iniciativas muito inovadoras, com apenas 2 em 10.

Este facto evidencia uma disparidade no seio das instituições privadas, onde algumas, como o CVN, têm capacidade para inovar mais, enquanto outras, como o HPK, enfrentam constrangimentos semelhantes aos dos hospitais públicos.

De um modo geral, o quadro revela que as iniciativas inovadoras no domínio da saúde estão presentes em ambos os tipos de hospitais, mas com diferentes graus de sucesso. Os hospitais privados, nomeadamente a Clínica Van Norman, parecem estar mais bem equipados para empreender iniciativas ousadas e inovadoras, enquanto os hospitais públicos se concentram mais em iniciativas consideradas "inovadoras" mas menos radicais.

Este facto realça a importância de uma gestão flexível e do acesso aos recursos para promover a inovação e melhorar o desempenho institucional, particularmente nos hospitais públicos.

Quadro 6: Perceção da qualidade dos cuidados

Hospital	Total de empregados	Muito bom	Bom	Média	Mau	Muito mau	Total de respostas
Centro Hospitalar Universitário de Kamenge	41	10	20	9	2	0	41
Hospital Príncipe Regente Carlos	20	3	10	5	1	1	20
Clínica Van Norman	20	8	9	2	1	0	20
Hospital Popular de Kamenge	10	2	4	2	2	0	10
Total	91	23 (25%)	43 (47%)	18 (20%)	6 (7%)	1 (1%)	91 (100%)

A análise comparativa da perceção da qualidade dos cuidados de saúde nos hospitais públicos e privados do Burundi revela diferenças notáveis entre os dois tipos de instituições. Os hospitais privados, nomeadamente a Clínica Van Norman (CVN), obtêm resultados muito positivos, com 8 dos 20 empregados a avaliarem a qualidade dos cuidados como "muito boa" e 9 a avaliarem-na como "boa".

Isto reflecte uma perceção favorável dos trabalhadores, provavelmente devido a melhores infra-estruturas, a um ambiente de trabalho mais optimizado e ao acesso a recursos que permitem manter elevados padrões de cuidados.

Em contrapartida, os hospitais públicos, como o Centre Hospitalo-Universitaire de Kamenge (CHUK) e o Prince Régent Charles Hospital (HPRC), apresentam percepções mais mistas. No CHUK, embora 10 dos 41 empregados classifiquem a qualidade como "muito boa" e 20 a considerem "boa", 9 acham-na "média" e 2 consideram-na "má".

Isto pode ser um reflexo dos desafios enfrentados pelos hospitais públicos, tais como infra-estruturas mais antigas, orçamentos mais apertados ou cargas de trabalho elevadas, que afectam a qualidade percebida dos cuidados.

A tabela revela também que as percepções negativas são mais pronunciadas nos hospitais públicos, com respostas que classificam a qualidade como "má" ou "muito má" nestas instalações, enquanto a Clínica Van Norman e o Hospital Popular de Kamenge (HPK) não recebem qualquer classificação de "muito má". No geral, 47% dos funcionários de todos os hospitais classificam a qualidade dos cuidados como "boa", o que mostra que, apesar dos desafios, existe um esforço geral para manter um certo nível de qualidade em ambos os tipos de instituições, embora os hospitais privados pareçam estar mais bem equipados para satisfazer as expectativas dos funcionários e dos pacientes.

Quadro 7: Tempo de espera para consulta

Hospital	Total de empregados	Menos de 30 min	30 min - 1 hora	1 hora - 2 horas	Mais de 2 horas	Total de respostas
Centro Hospitalar Universitário de Kamenge	41	5	20	12	4	41
Hospital Príncipe Regente Carlos	20	2	10	5	3	20
Clínica Van Norman	20	10	7	2	1	20
Hospital Popular de Kamenge	10	1	4	3	2	10
Total	91	18 (20%)	41 (45%)	22 (24%)	10 (11%)	91 (100%)

A análise do quadro comparativo dos tempos de espera para consulta revela uma diferença significativa entre os hospitais públicos e privados do Burundi. Os hospitais privados, em particular a Clínica Van Norman (CVN), destacam-se pelos tempos de espera mais curtos, com 10 em cada 20 funcionários (50%) a indicarem consultas em menos de 30 minutos, enquanto apenas um funcionário indica um tempo de espera superior a 2 horas. Este facto reflecte provavelmente uma melhor gestão dos fluxos de doentes e dos recursos nos hospitais privados, onde uma capacidade mais flexível ajuda a reduzir os tempos de espera.

Em contrapartida, os hospitais públicos como o Centre Hospitalo-Universitaire de Kamenge (CHUK) e o Hôpital Prince Régent Charles (HPRC) registam tempos de espera mais longos. No CHUK, apenas 5 dos 41 funcionários (12,2%) referem um tempo de espera inferior a 30 minutos, e 16 funcionários (39%) referem que os doentes esperam entre 1 e 2 horas ou mais.

Esta situação é semelhante no HPRC, onde também são comuns tempos de espera superiores a uma hora. Estes resultados podem ser atribuídos à sobrecarga dos hospitais públicos, que têm de gerir volumes de doentes muito mais elevados com recursos frequentemente limitados, o que leva a atrasos maiores nas consultas.

De um modo geral, a análise revela que, embora cerca de 45% dos funcionários de todos os hospitais comuniquem tempos de espera entre 30 minutos e 1 hora, os hospitais públicos registam tempos de espera mais longos, o que pode ter um impacto negativo na satisfação dos pacientes e no desempenho global destas instituições. Os hospitais privados, incluindo a Van Norman Clinic, parecem oferecer uma melhor experiência em termos de reatividade e gestão do tempo, o que poderá ter um impacto positivo na qualidade percebida dos cuidados e na satisfação dos pacientes.

Quadro 8: Taxas de satisfação dos doentes

Hospital	Total de empregados	Muito satisfeito	Satisfeito	Neutros	Insatisfeito	Muito insatisfeito	Total de respostas
Hospital Kamenge - Centro Universitário	41	10	18	10	2	1	41
Hospital Príncipe Regente Carlos	20	3	10	4	2	1	20
Clínica Van Norman	20	10	5	3	1	1	20
Hospital Popular de Kamenge	10	2	4	2	1	1	10
Total	91	25 (27%)	37 (41%)	19 (21%)	6 (6%)	4 (4%)	91

A análise dos índices de satisfação dos doentes revela variações significativas entre os hospitais públicos e privados do Burundi. A Clinique Van Norman (CVN), enquanto hospital privado, destaca-se pelo seu elevado nível de satisfação dos pacientes, com 10 em cada 20 funcionários (50%) a declararem que os pacientes estão "muito satisfeitos". Este facto pode ser atribuído à qualidade das infra-estruturas, à gestão mais eficaz dos recursos e à redução dos tempos de espera, que melhoram a perceção dos serviços oferecidos por esta clínica. Do mesmo modo, o Hôpital Populaire de Kamenge (HPK) tem uma taxa de satisfação global positiva, embora inferior à do CVN.

Entre os hospitais públicos, embora o Centre Hospitalo-Universitaire de Kamenge (CHUK) tenha registado uma percentagem relativamente elevada de doentes "muito satisfeitos" (10 em 41, ou seja, cerca de 24%), uma proporção significativa de funcionários (10 em 41) indicou uma perceção "neutra" da satisfação dos doentes, talvez reflectindo expectativas mistas ou variações na qualidade dos cuidados entre departamentos.

O Hospital Prince Regent Charles (HPRC) apresenta uma situação semelhante, com a maioria dos empregados a declararem-se "satisfeitos" com os doentes, mas com uma percentagem significativa de empregados (20%) a registar uma satisfação "neutra" ou "insatisfatória".

Globalmente, 27% dos inquiridos nos quatro hospitais classificaram os doentes como "muito satisfeitos" e 41% como "satisfeitos", o que revela uma tendência positiva na avaliação dos serviços de saúde, nomeadamente nas instituições privadas.

No entanto, a presença de 21% de respostas neutras e 10% de insatisfação sugere que são necessárias melhorias, particularmente nos hospitais públicos, para responder mais eficazmente às expectativas dos doentes e melhorar o desempenho global. A análise sublinha a importância de prosseguir os esforços para colmatar as lacunas de qualidade e satisfação entre os sectores público e privado.

Quadro 9: Impacto das iniciativas na qualidade dos cuidados

Hospital	Total de empregados	Sim , significativo.	Sim , moderado	Não, nenhuma melhoria	Não sei	Total de respostas
Centro Hospitalar Universitário de Kamenge	41	15	20	4	2	41
Hospital Príncipe Regente Carlos	20	7	10	2	1	20
Clínica Van Norman	20	15	4	1	0	20
Hospital Popular de Kamenge	10	3	5	1	1	10
Total	91	40 (44%)	39 (43%)	8 (9%)	4 (4%)	91 (100%)

Globalmente, 40 (cerca de 44%) dos funcionários consideram que registaram uma melhoria significativa na qualidade dos cuidados de saúde, enquanto 39 (cerca de 43%) consideram que houve uma melhoria moderada. Isto indica uma perceção positiva das iniciativas implementadas. Apenas 8 (cerca de 9%) das pessoas responderam que não se registaram melhorias e 4 (cerca de 4%) não sabiam. Estes resultados são encorajadores e sugerem que as iniciativas no domínio da saúde tiveram um impacto global positivo.

CHUK: Uma boa percentagem (37%) dos trabalhadores considera que houve uma melhoria significativa, enquanto 49% registam uma melhoria moderada. Um número bastante reduzido de inquiridos (10%) afirma que a mudança é insignificante. Isto mostra que as iniciativas estão a começar a dar frutos.

HPRC: Embora apenas 35% dos funcionários registem melhorias significativas, um total de 85% vê alguma forma de melhoria. Isto indica que, embora as iniciativas estejam a ser implementadas, podem ainda ter de ser reforçadas para gerar resultados visíveis.

CVN: Com 75% dos empregados a reportar melhorias significativas, a Clínica Van Norman parece estar a beneficiar muito das iniciativas adoptadas, o que é um ponto forte para atrair e reter pacientes.

HPK: Embora a maioria dos trabalhadores registe melhorias, apenas 30% indicam uma melhoria significativa. Este facto deixa ainda potencial para as iniciativas de saúde serem exploradas.

Quadro 10: Impacto das iniciativas de saúde nos resultados clínicos dos doentes

Hospital	Total de empregados	Sim, absolutamente.	Sim , em parte.	Não	Não sei	Total de respostas
Centro Hospitalar Universitário de Kamenge	41	20	18	2	1	41
Hospital Príncipe Regente Carlos	20	8	9	2	1	20
Clínica Van Norman	20	15	3	2	0	20
Hospital Popular de Kamenge	10	4	5	1	0	10
Total	91	47 (52%)	35 (38%)	7 (8%)	2 (2%)	91 (100%)

Globalmente, 47 (cerca de 52%) dos empregados acreditam que as iniciativas de saúde têm um grande impacto (sim, definitivamente) nos resultados dos doentes, enquanto 35 (cerca de 38%) acreditam que o impacto é moderado (sim, parcialmente). Apenas 7 (cerca de 8%) das pessoas consideram que não existe qualquer impacto e 2 (cerca de 2%) não sabem. Estes resultados indicam uma perceção largamente positiva das iniciativas no domínio da saúde.

CHUK: A maioria dos funcionários (49%) considera que as iniciativas têm um grande impacto nos resultados clínicos, enquanto 44% consideram que têm um impacto moderado. Isto demonstra um reconhecimento significativo dos esforços que estão a ser desenvolvidos.

HPRC: Aqui, 40% dos funcionários acreditam que as iniciativas têm um grande impacto, o que é promissor, embora exista uma percentagem significativa de 45% que acredita que o impacto é moderado. Isto indica que existe um potencial de melhoria.

CVN: Com 75% dos colaboradores a considerarem que as iniciativas têm um grande impacto, esta clínica representa um exemplo de boas práticas de cuidados de saúde. O baixo número de respostas negativas reforça esta perceção.

HPK: Embora 40% dos trabalhadores indiquem um impacto importante, a maioria (50%) considera que o impacto é moderado. Este facto revela o reconhecimento dos esforços, mas também a necessidade de aumentar a eficiência.

Quadro 11: Formação recebida sobre iniciativas de saúde

Hospital	Total de empregados	Sim	Não	Total de respostas
Centro Hospitalar Universitário de Kamenge	41	30	11	41
Hospital Príncipe Regente Carlos	20	15	5	20
Clínica Van Norman	20	18	2	20
Hospital Popular de Kamenge	10	7	3	10
Total	91	70 (77%)	21 (23%)	91 (100%)

No total, 70 (cerca de 77%) dos funcionários declararam ter recebido formação sobre as iniciativas de saúde implementadas na sua instituição, enquanto 21 (cerca de 23%) declararam não ter recebido formação. Estes resultados indicam uma maioria significativa de funcionários satisfeitos com a formação recebida.

CHUK: 73% dos trabalhadores declaram ter recebido formação, o que é relativamente elevado. Este facto pode demonstrar um investimento na formação do pessoal e uma vontade de integrar iniciativas no domínio da saúde.

HPRC: Neste caso, 75% dos trabalhadores declararam ter recebido formação. Este número é relevante, mas é necessário analisar a razão pela qual 25% não receberam formação, o que pode indicar uma lacuna na comunicação ou na aplicação da formação.

CVN: Com 90% dos empregados que receberam formação, a Clínica Van Norman apresenta um modelo exemplar de empenhamento na formação. Esta percentagem elevada pode contribuir para a perceção positiva das iniciativas de saúde na instituição.

HPK: Embora 70% dos funcionários tenham recebido formação, 30% não tiveram essa oportunidade, o que deixa margem para melhorias no sentido de garantir uma formação uniforme para todo o pessoal.

Quadro 12: Apoio à gestão na implementação de iniciativas de saúde

Hospital	Total de empregados	Excelente	Bom	Média	Fraco	Muito fraco	Total de respostas
Centro Hospitalar Universitário de Kamenge	41	10	20	8	2	1	41
Hospital Príncipe Regente Carlos	20	5	10	4	1	0	20
Clínica Van Norman	20	7	8	4	1	0	20
Hospital Popular de Kamenge	10	2	4	3	1	0	10
Total	91	24 (26%)	42 (46%)	19 (21%)	5 (5%)	1 (1%)	91 (100%)

No geral, 24 (cerca de 26%) funcionários classificam o apoio da direção como "Excelente", 42 (cerca de 46%) classificam-no como "Bom", 19 (cerca de 21%) classificam-no como "Médio", 5 (cerca de 5%) classificam-no como "Fraco" e 1 (cerca de 1%) classifica-o como "Muito Fraco". Estes resultados indicam um apoio globalmente positivo por parte da direção do hospital.

CHUK: Recebendo a maioria das avaliações positivas, 73% dos empregados deram uma classificação de "Bom" ou "Excelente". Isto reflecte um sistema de gestão forte e iniciativas de saúde bem integradas.

HPRC: Com 25% de classificações "Excelente" e 50% de "Bom", respetivamente, o apoio à gestão parece satisfatório, embora ainda haja margem para melhorias, especialmente tendo em conta as classificações "Médio" e "Mau".

CVN: 75% dos trabalhadores classificam o apoio da direção como "Excelente" ou "Bom". Isto ilustra um forte empenhamento da gestão na implementação de iniciativas de saúde.

HPK: Embora 60% dos trabalhadores tenham expressado avaliações positivas (Bom ou Excelente), regista-se um nível de insatisfação que pode indicar lacunas na gestão das iniciativas de saúde.

Quadro 13: Desafios na implementação de iniciativas de saúde

Hospital	Total de empregados	Falta de recursos Financeiros	Falta de pessoal formado	Comunicação insuficiente	Falta de apoio da direção	Outros	Total de respostas
Centro Hospitalar Universitário de Kamenge	41	15	25	12	8	5	65
Hospital Príncipe Regente Carlos	20	10	7	3	5	2	37
Clínica Van Norman	20	5	3	4	1	1	14
Hospital Popular de Kamenge	10	3	2	1	1	1	8
Total	91	33 (36%)	37 (41%)	20 (22%)	15 (16.48)	9 (10 %)	125

A análise dos desafios que se colocam à execução das acções de saúde revela diferenças significativas entre os hospitais públicos e privados do Burundi. Nos hospitais públicos, como o Centre Hospitalo-Universitaire de Kamenge (CHUK) e o Hôpital Prince Régent Charles (HPRC), o principal obstáculo assinalado é a falta de pessoal formado. De facto, 25 dos 41 empregados do CHUK (cerca de 61%) e 7 dos 20 do HPRC (35%) consideram esta falta como um desafio importante. Esta situação reflecte as limitações dos recursos humanos no sector público, onde a formação contínua e especializada é frequentemente insuficiente para responder às necessidades dos doentes e às exigências das novas iniciativas no domínio da saúde.

A falta de recursos financeiros também surge como um grande desafio, especialmente nos hospitais públicos. No CHUK, 15 funcionários (36,6%) referiram a falta de financiamento como um obstáculo à implementação de iniciativas, uma tendência também observada no HPRC, com 10 funcionários (50%) a referir este desafio. Isto realça a dependência das instituições públicas em relação aos limitados orçamentos governamentais, afectando a sua capacidade de investir em infra-estruturas modernas, equipamento e programas de saúde inovadores.

Em contrapartida, os hospitais privados, incluindo a Clínica Van Norman (CVN), parecem ser menos afectados por estes desafios. Apenas 5 dos 20 funcionários (25%) da CVN mencionaram a falta de recursos financeiros, e a falta de pessoal formado foi identificada por apenas 3 funcionários.

Esta situação pode ser atribuída a uma melhor gestão dos recursos nas instituições privadas, que têm mais flexibilidade para recrutar pessoal qualificado e investir em iniciativas no domínio da saúde. No entanto, desafios como a comunicação insuficiente ou a falta de apoio da direção permanecem em menor grau, exigindo esforços para melhorar a coordenação interna e o empenho da direção nas iniciativas de saúde.

Quadro 14: Aplicação das melhores práticas às iniciativas no domínio da saúde

Hospital	Total de empregados	Sim, absolutamente.	Sim , em parte.	Não	Não sei	Total de respostas
Centro Hospitalar Universitário de Kamenge	41	15	20	5	1	41
Hospital Príncipe Regente Carlos	20	8	10	2	0	20
Clínica Van Norman	20	10	7	2	1	20
Hospital Popular de Kamenge	10	2	5	3	0	10
Total	91	35 (38%)	42 (46%)	12 (13%)	2 (2%)	91 (100%)

De um modo geral, 35 (cerca de 38%) dos funcionários das quatro instituições consideram que a sua instituição aplica "completamente" as "melhores práticas" em matéria de iniciativas no domínio da saúde, enquanto 42 (cerca de 46%) pensam que isso acontece "parcialmente".

12 (cerca de 13%) afirmam que as melhores práticas não são aplicadas e 2 (cerca de 2%) não sabem.

CHUK: Com 15 (37%) funcionários a dizer que a sua instituição implementa as melhores práticas "completamente" e 20 (49%) "parcialmente", o CHUK mostra um nível relativamente elevado de aceitação das suas iniciativas de saúde, mas isto sugere que ainda há margem para melhorias.

HPRC: Uma proporção significativa de funcionários (40%) respondeu positivamente, com 8 funcionários a dizer que o hospital está a implementar as melhores práticas "completamente". Existem oportunidades de melhoria, nomeadamente a nível da comunicação e da sensibilização.

CVN: A clínica está a ter um bom desempenho, com 10 (50%) dos empregados a responderem "sim, definitivamente". Isto pode ser o resultado de uma gestão ativa das iniciativas de saúde e de uma cultura centrada na qualidade.

HPK: Os resultados indicam que 50% dos empregados acreditam que o hospital está a implementar práticas "de alguma forma", e apenas 20% acreditam que está a implementar práticas "completamente". A tónica deve ser colocada na melhoria dos processos e na comunicação das iniciativas existentes.

Quadro 15: Necessidade de recomendações para melhorar as iniciativas no domínio da saúde

Hospital	Total de empregados	Sim	Não	Total de respostas
Centro Hospitalar Universitário de Kamenge	41	33	8	41
Hospital Príncipe Regente Carlos	20	15	5	20
Clínica Van Norman	20	17	3	20
Hospital Popular de Kamenge	10	6	4	10
Total	91	71 (78%)	20 (22%)	91 (100%)

Da amostra total de 91 funcionários, 71 (cerca de 78%) acreditam que é necessário formular recomendações para melhorar as iniciativas de saúde, enquanto 20 (cerca de 22%) não acreditam.

CHUK: Com 33 (80%) dos empregados a afirmarem que é necessário desenvolver recomendações, existe uma forte perceção de oportunidades de melhoria para as iniciativas de saúde.

HPRC: Além disso, 15 (75%) dos funcionários consideram que são necessárias recomendações, o que revela um desejo de melhoria no hospital.

CVN: Na Clínica Van Norman, 17 (85%) dos empregados consideram que são necessárias melhorias, o que reflecte o desejo de melhorar a qualidade dos cuidados.

HPK: Aqui, 6 (60%) dos funcionários consideram que são necessárias recomendações, o que indica uma necessidade de desenvolvimento neste hospital.

Quadro 16: Disponibilidade para participar em reuniões sobre iniciativas no domínio da saúde

Hospital	Total de empregados	Sim	Não	Total de respostas
Centro Hospitalar Universitário de Kamenge	41	30	11	41
Hospital Príncipe Regente Carlos	20	15	5	20
Clínica Van Norman	20	18	2	20
Hospital Popular de Kamenge	10	8	2	10
Total	91	71 (78%)	20 (22%)	91 (100%)

Na amostra total de 91 funcionários, 71 (cerca de 78%) estão dispostos a participar em reuniões para discutir recomendações estratégicas sobre iniciativas de saúde, enquanto 20 (cerca de 22%) não estão.

CHUK: Com 30 (73%) dos empregados a dizerem que estão dispostos a participar, há uma vontade notável de se envolverem em discussões sobre iniciativas de saúde.

HPRC: 15 (75%) dos empregados também mostram uma forte vontade de participar, indicando um interesse no diálogo interno sobre possíveis melhorias.

CVN: Esta clínica tem a percentagem mais elevada, com 18 (90%) dos funcionários dispostos a participar, o que pode refletir uma cultura organizacional mais colaborativa.

HPK: Aqui, 8 (80%) estão dispostos a participar, o que demonstra um interesse em desenvolver iniciativas no domínio da saúde, embora o número total seja inferior devido à pequena dimensão do hospital.

Quadro 17: Impacto potencial das recomendações estratégicas

Hospital	Total de empregados	Muito significativo	Significativamente	Pouco	De modo algum	Total de respostas
Centro Hospitalar Universitário de Kamenge	41	20	15	5	1	41
Hospital Príncipe Regente Carlos	20	10	7	2	1	20
Clínica Van Norman	20	12	6	2	0	20
Hospital Popular de Kamenge	10	4	3	2	1	10
Total	91	46 (51%)	31 (34%)	11 (12%)	3 (3%)	91

Na amostra total de 91 funcionários, 46 (cerca de 51%) acreditam que as recomendações estratégicas poderiam melhorar muito significativamente as iniciativas de saúde na sua instituição, enquanto 31 (cerca de 34%) acreditam que poderiam fazê-lo significativamente. Um pequeno número, 11 (cerca de 12%), considera que o impacto seria reduzido e apenas 3 (cerca de 3%) consideram que não seria de todo útil.

CHUK: A maioria (20 em 41) afirma que as recomendações teriam um impacto muito significativo, indicando uma forte confiança em possíveis melhorias. Cerca de 15 acrescentam que se espera um impacto significativo.

HPRC: Com 10 dos 20 colaboradores a acreditarem num impacto muito significativo e 7 num impacto significativo, existe também uma perceção positiva.

CVN: O apoio também é forte neste caso, com 12 dos 20 empregados a considerarem que o impacto seria muito significativo, o que revela uma cultura proactiva na melhoria dos serviços.

HPK: Embora em menor número, os 4 colaboradores que acreditam num impacto muito significativo demonstram um certo otimismo.

CHAPITER 5
CONCLUSÃO GERAL

O último capítulo é dedicado à conclusão geral. Sintetiza os elementos-chave abordados no estudo, propondo simultaneamente orientações estratégicas para o futuro.

Esta secção permite uma recapitulação das principais conclusões e observações feitas ao longo do trabalho, proporcionando assim uma perspetiva abrangente e uma compreensão mais profunda das implicações dos resultados obtidos.

Além disso, apresenta sugestões práticas e pragmáticas, esclarecendo os próximos passos a dar para atenuar os efeitos negativos observados e melhorar a situação analisada.

DISCUSSÃO

A discussão dos resultados evidencia disparidades significativas entre os hospitais públicos e privados na execução das acções de saúde. A Clínica Van Norman (CVN), por exemplo, apresenta uma taxa impressionante de iniciativas de 90%, o que sublinha a sua capacidade de afetação eficiente de recursos.

De acordo com Casasnovas et al. (2022), as instituições privadas beneficiam frequentemente de estruturas de gestão mais ágeis, que facilitam a rápida adaptação às necessidades do pessoal, um aspeto que pode elucidar a lacuna observada em comparação com os hospitais públicos, como o Hospital Universitário de Kamenge (CHUK), que opera a 73,17% em termos de implementação de iniciativas.

Hospitais públicos: desafios e condicionalismos

Os hospitais públicos, como o CHUK e o Prince Regent Charles Hospital (HPRC), apresentam indicadores de desempenho marginalmente inferiores (cerca de 75%), um fenómeno que pode provavelmente ser atribuído a restrições orçamentais e a práticas burocráticas públicas prevalecentes.

Arah, Klazinga et al. (2023) elucidam que as instituições públicas se confrontam frequentemente com processos operacionais mais rígidos, que dificultam a sua agilidade na resposta às necessidades de saúde do pessoal. Esta observação é ainda corroborada pela estatística preocupante de que quase 25% dos funcionários destas instituições não beneficiam de iniciativas de saúde, revelando assim uma disparidade acentuada.

Formação contínua para o pessoal médico

No domínio da formação contínua do pessoal médico, tanto o CVN como o CHUK surgem como instituições dignas de nota, obtendo pontuações de 15 e 25, respetivamente. Bloom (2019) afirma que o investimento na formação dos trabalhadores é um elemento fundamental para melhorar a qualidade dos cuidados.

O desempenho superior dos hospitais privados no que se refere à formação do pessoal pode, em parte, ser responsável pela sua capacidade de prestar cuidados de elevada qualidade, um sentimento apoiado por Kelley et al. (2022) na sua análise comparativa dos sectores público e privado.

Infra-estruturas e qualidade dos cuidados

A importância das infra-estruturas na determinação da qualidade dos cuidados também apresenta uma dimensão crítica do debate. Berg e Meijerink (2021) afirmam que infra-estruturas modernas e bem conservadas são essenciais para a satisfação dos funcionários e dos doentes.

Os resultados deste estudo confirmam estas conclusões, uma vez que a CVN efectuou investimentos substanciais nas suas infra-estruturas (alcançando uma pontuação de 18), enquanto os hospitais públicos se debatem com restrições financeiras que impedem a sua capacidade para investimentos semelhantes.

Inovação na prestação de cuidados de saúde

No contexto da inovação, os hospitais privados apresentam uma frequência e eficácia de iniciativas que ultrapassam as do sector público.

Boachie et al. (2023) observam que os hospitais privados são tipicamente mais inovadores devido à sua gestão autónoma e a uma maior capacidade de mobilizar fundos rapidamente. Isto pode elucidar a razão pela qual o CVN apresenta uma maior percentagem de iniciativas "altamente inovadoras" em relação ao CHUK, não obstante a maior dimensão institucional deste último.

Perceção da qualidade dos cuidados

No que diz respeito à perceção da qualidade dos cuidados de saúde, os trabalhadores dos hospitais privados, em particular os da CVN, classificam maioritariamente a qualidade como "muito boa" ou "boa".

Eggoh (2020) destaca que a perceção da qualidade dos cuidados é frequentemente moldada pelo ambiente de trabalho e pela acessibilidade dos recursos. Por outro lado, os hospitais públicos recebem avaliações mais ambivalentes, provavelmente devido a factores como a sobrecarga de trabalho e a insuficiência de recursos, tal como referido por Thompson et al. (2019).

Tempos de espera para consulta

Os resultados relacionados com os tempos de espera para consulta sublinham ainda mais uma disparidade acentuada. Bloom (2018) revelou que os hospitais privados atenuam frequentemente os tempos de espera através de uma gestão superior do fluxo de doentes, uma noção corroborada por este estudo, que identifica tempos de espera mais curtos no CVN em comparação com o CHUK e o HPRC. Isto sugere que os hospitais públicos devem melhorar as suas estratégias de gestão de recursos para diminuir os tempos de espera e reforçar a satisfação dos doentes.

Satisfação dos doentes e eficácia da gestão

Por último, as taxas de satisfação dos pacientes manifestam-se significativamente mais elevadas nos hospitais privados. Ten Asbroek (2021) indicou que a satisfação dos doentes está geralmente relacionada com a qualidade das infra-estruturas e a prontidão dos serviços, elementos que parecem ser geridos de forma mais eficaz em instituições como a CVN. Isto reflecte uma tendência para uma gestão mais eficiente e cuidados personalizados, factores que geram uma maior confiança dos doentes nestes estabelecimentos.

Este estudo corrobora a investigação anterior no que respeita às distinções estruturais entre hospitais públicos e privados. Os hospitais privados, caracterizados por quadros de gestão mais flexíveis e por uma afetação de recursos criteriosa, estão em posição de oferecer cuidados de qualidade superior e iniciativas mais inovadoras. Por outro lado, embora os hospitais públicos demonstrem um compromisso com estes objectivos, continuam a estar sujeitos a limitações fiscais e organizacionais.

Conclusão geral

Este estudo comparativo das acções de saúde sobre o desempenho das instituições hospitalares públicas e privadas do Burundi, nomeadamente os casos da Clínica Van Norman (CVN), do Hospital Popular de Kamenge (HPK), do Hospital Prince Regent Charles (HPRC) e do Centro Hospitalar Universitário de Kamenge (CHUK), evidencia diferenças significativas na gestão, nas práticas e nos resultados destas instituições.

Verifica-se que as instituições privadas, como o CVN e o HPK, beneficiam de uma maior flexibilidade na gestão dos seus recursos, o que lhes permite adaptarem-se melhor aos desafios da modernização e da satisfação dos doentes. Estas iniciativas incluem investimentos em tecnologias médicas, uma gestão mais eficiente dos recursos humanos, bem como um acompanhamento mais personalizado dos doentes. Estes elementos contribuem para um melhor desempenho global destas instituições privadas.

Por outro lado, as instituições públicas como o HPRC e o CHUK enfrentam maiores restrições orçamentais e administrativas, o que limita a sua capacidade de inovar e melhorar os seus serviços. No entanto, estes hospitais beneficiam de uma maior cobertura em termos de serviços prestados, especialmente às populações mais vulneráveis, graças à sua missão de serviço público.

Apesar disso, desafios como a sobrecarga de doentes, a falta de recursos materiais e humanos, bem como infra-estruturas frequentemente obsoletas, afectam negativamente o seu desempenho.

Em conclusão, para melhorar o desempenho das instituições hospitalares públicas no Burundi, é essencial implementar iniciativas que reforcem a gestão dos recursos, promovam a inovação e assegurem uma distribuição equitativa dos cuidados. As reformas da gestão das instituições públicas, inspiradas nas boas práticas dos hospitais privados, poderiam contribuir para colmatar estas lacunas.

É igualmente crucial incentivar uma maior colaboração entre os sectores público e privado para criar um sistema de saúde mais coerente e resistente, capaz de satisfazer as necessidades da população no seu conjunto.

REFERÊNCIAS

Arah, O. A., Klazinga, N. S., Delnoij, D. M. J., ten Asbroek, A. H. A., & Custers, T. (2023). *Quadros conceptuais para o desempenho dos sistemas de saúde: A quest for effectiveness, quality, and improvement.* International Journal for Quality in Health Care, 15(5), 377-398.

Berg, M., Meijerink, Y., Gras, M., Goossensen, A., Schellekens, W., Haeck, J., Kallewaard, M., & Kingma, H. (2021). *Viabilidade primeiro: Desenvolvimento de indicadores de desempenho público sobre segurança do paciente e eficácia clínica para hospitais holandeses.* Política de Saúde, 75(1), 59-73.

Bloom, D. E., Canning, D., & Sevilla, J. (2019). *O efeito da saúde no crescimento económico: A production function approach.* Desenvolvimento Mundial, 32(1), 1-13.

Boachie, M. K., & Ramu, K. (2023). *Distribution of the benefits from public health expenditures in Ghana (Distribuição dos benefícios das despesas de saúde pública no Gana).* Quality & Quantity, 52, 415-430.

Casasnovas, G. L., Rivera, B., Castiñeira, B. R., Currais, L., & Nunes, L. C. (Eds.). (2022). *Saúde e crescimento económico: Findings and policy implications.* MIT Press.

Eggoh, J., Sossou, G.-A., & Houeninvo, H. (2020). *Educação, saúde e crescimento económico nos países africanos.* Jornal do Desenvolvimento Económico, 40(1), 93-111.

Greenberg, A., Angus, H., Sullivan, T., & Brown, A. D. (2021). *Indicadores de desempenho dos cuidados oncológicos baseados em estratégias: O modelo em evolução do Ontário.* International Journal for Quality in Health Care, 33(1), 1-10.

Jakovljevic, M. B., Vukovic, M., & Fontanesi, J. (2023). *Esperança de vida e evolução das despesas de saúde na Europa de Leste - análise DiD e DEA.* Expert Review of Pharmacoeconomics & Outcomes Research, 16(5), 537-546.

Kaur, A. (2020). *Health status, government health expenditure and economic growth nexus in India: A Toda-Yamamoto causality approach.* Arthaniti: Journal of Economic Theory and Practice.

Kelley, E., & Hurst, J. (2022). *Indicadores de qualidade dos cuidados de saúde: A Conceptual Framework for OECD Countries (Documento de Trabalho sobre Saúde da OCDE n.º 55).* Organização para a Cooperação e Desenvolvimento Económico.

Ministério da Saúde e dos Cuidados de Longa Duração do Ontário. (2022). *Relatório técnico do cartão de pontuação do sistema de saúde local do Ontário.* Equipa de resultados de saúde do Ontário para a gestão da informação.

Plochg, T., Delnoij, D. M., Hogervorst, W. V., van Dijk, P., Belleman, S., & Klazinga, N. S. (2023). *Sistemas locais de saúde no século XXI: Quem se importa? Um estudo exploratório sobre a governação do sistema de saúde em Amesterdão*. Jornal Europeu de Saúde Pública, 16(6), 559-564.

Ray, D., & Linden, M. (2020). *Health expenditure, longevity, and child mortality: Dynamic panel data approach with global data*. Revista Internacional de Economia e Gestão da Saúde, 20(1), 99-119.

Ten Asbroek, A. H., Arah, O. A., Geelhoed, J., Custers, T., Delnoij, D. M., & Klazinga, N. S. (2021). *Desenvolvimento de uma estrutura de indicadores de desempenho nacional para o sistema de saúde holandês*. International Journal for Quality in Health Care, 16(1), 65-71.

Veillard, J. (2023). *Developing Ontario's Health System Performance Measurement Scorecard*. Equipa de Resultados da Saúde do Ministério da Saúde e dos Cuidados de Longa Duração do Ontário.

Westert, G. P., & Verkleij, H. (Eds.). (2020). *Relatório de desempenho dos cuidados de saúde neerlandeses [Tradução inglesa actualizada]*. Instituto Nacional de Saúde Pública e Ambiente.

Organização Mundial de Saúde. (2021). *Estudo sobre as preferências dos doentes no Burundi*.

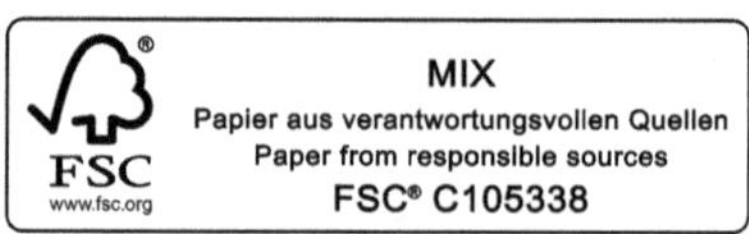

Printed by Books on Demand GmbH, Norderstedt / Germany